LE

CONSEILLER DU BAIGNEUR

OU ÉTUDES PRATIQUES

sur les

VERTUS DES EAUX D'AIX

EN SAVOIE

Par le Docteur A. FORESTIER

MÉDECIN CONSULTANT AUX EAUX D'AIX, ANCIEN MEMBRE ET PRÉSIDENT DE LA COMMISSION MÉDICALE D'INSPECTION DE CES EAUX, MEMBRE CORRESPONDANT DE LA SOCIÉTÉ DE MÉDECINE DE LYON, ET DE PLUSIEURS SOCIÉTÉS SAVANTES.

Il faut des remèdes aux hommes, ils ont besoin de secours dans leurs maux et leurs incommodités, même dans les maladies inguérissables.

Le traitement des Eaux minérales employées à leur source est sans contredit, de tous les secours de la médecine, le mieux en état d'opérer, pour le physique et le moral, toutes les révolutions nécessaires et possibles dans les maladies chroniques. BORDEU.

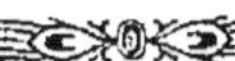

CHAMBÉRY

IMPRIMERIE A. POUCHET ET Cie, PLACE ST-LÉGER, 29

1864

LE CONSEILLER DU BAIGNEUR

ou Études pratiques

SUR LES VERTUS DES EAUX D'AIX

EN SAVOIE

LE

CONSEILLER DU BAIGNEUR

OU ÉTUDES PRATIQUES

sur les

VERTUS DES EAUX D'AIX

EN SAVOIE

Par le Docteur A. FORESTIER

MÉDECIN CONSULTANT AUX EAUX D'AIX, ANCIEN MEMBRE ET PRÉSIDENT DE LA COMMISSION MÉDICALE D'INSPECTION DE CES EAUX, MEMBRE CORRESPONDANT DE LA SOCIÉTÉ DE MÉDECINE DE LYON, ET DE PLUSIEURS SOCIÉTÉS SAVANTES.

> Il faut des remèdes aux hommes, ils ont besoin de secours dans leurs maux et leurs incommodités, même dans les maladies inguérissables.
> Le traitement des Eaux minérales employées à leur source est sans contredit, de tous les secours de la médecine, le mieux en état d'opérer, pour le physique et le moral, toutes les révolutions nécessaires et possibles dans les maladies chroniques. BORDEU.

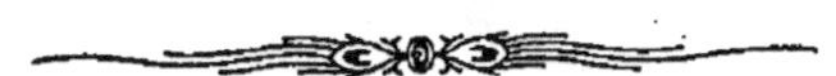

CHAMBÉRY

IMPRIMERIE A. POUCHET ET Cie, PLACE ST-LÉGER, 29

1864

PRÉFACE

L'eau est répandue avec trop de profusion dans la nature, pour qu'il ne soit pas de toute évidence qu'elle est appelée à jouer un rôle important dans la série des phénomènes qui constituent le monde vivant.

La sensation délicieuse qu'elle procure à celui qui la porte à ses lèvres pour étancher sa soif, le soulagement merveilleux qu'elle apporte souvent à nos plus vives douleurs par son application la plus simple, ont de tout temps dit assez haut à l'homme tout ce qu'il peut en attendre.

Il était réservé à un humble pâtre de la

Silésie, au célèbre inventeur (1) de l'hydriatrique, d'entendre enfin cette voix si longtemps méconnue et de créer ainsi de toute pièce un système curatif qui fut, dès son origine, une véritable révolution dans l'art de guérir.

On connaît trop aujourd'hui les immenses ressources de l'art hydrothérapique pour que nous nous arrêtions à en parler ici ; disons seulement, par induction, que si l'on peut tant, par l'action seule de l'eau froide naturelle, sur l'économie de l'homme, on doit pouvoir encore bien davantage avec le même liquide chauffé par les mains bienfaisantes de la na-

(1) L'inventeur de cet art nouveau est un nommé Vincent Prienistz, né en 1801, à Graenfenberg, petit hameau situé près de la ville de Treywaldeau, au nord de la Silésie autrichienne. Né de pauvres cultivateurs et n'ayant jamais fait d'études médicales, c'est au hasard, à sa pénétration naturelle, à quelques accidents soigneusement observés, qu'il dut la découverte de la science dont il est aujourd'hui à la fois le professeur et le praticien. (*Manuel du Voyageur aux eaux d'Allemagne*, par le docteur Granville.)

ture, portant avec lui, pour ainsi dire dans sa texture intime, un grand nombre des principes qui font le triomphe de la médecine usuelle.

Les qualités précieuses des Eaux minérales ont été reconnues dès la plus haute antiquité. Frappés de leurs vertus merveilleuses, les peuples idolâtres regardaient leurs sources comme sacrées et leur vouaient des cultes ; on croyait aux naïades, aux dieux guérisseurs; il reste encore des traces de leurs *ex-voto*. Les Grecs et les Romains firent, des Eaux thermales, un usage dont tout, dans les vestiges qui nous restent de leurs monuments, rappelle la haute importance.

On sait que le bain était un des besoins les plus impérieux de leur vie, et qu'ils faisaient un si grand cas de ce moyen hygiénique, qu'ils y consacraient une partie de leur demeure, en y déployant souvent un luxe sans bornes.

Le besoin du bain a dû être senti dès les premiers âges du monde, car il est dans les instincts de l'homme aussi bien que dans celui des animaux.

Le sentiment qu'a mis en nous la nature pour nous diriger d'une manière infaillible vers tout ce qui peut tendre à notre conservation, en faisant que la satisfaction de chaque instinct fût pour nous un plaisir ou un bienfait, a sans doute conduit l'homme vers les sources thermales, dons précieux d'une Providence tutélaire. Le premier malade en fut le premier médecin ; il reconnut l'action curative produite sur lui-même, en fit part à d'autres qui suivirent son exemple : l'observation, l'expérience et l'étude firent le reste.

Aujourd'hui, plus heureux que nos devanciers, profitant de leurs lumières et des travaux qu'ils nous ont laissés, nous pouvons éviter les écarts d'une aveugle routine, et, marchant dans une voie toute tracée, atteindre plus vite et plus sûrement le but auquel nous tendons.

Il est peut-être peu d'Eaux minérales dont on se soit plus occupé que de celles d'Aix en Savoie ; leur importance en faisait un devoir particulier à ceux qui sont appelés à en faire l'application ; ils y ont dignement répondu (1).

L'observation clinique bien faite étant le meilleur guide pour se former un jugement sur l'emploi le plus convenable de cet agent thérapeutique, l'histoire des maladies que l'expérience démontre avoir été guéries par lui, sera toujours le flambeau le plus sûr pour en faire une étude sérieuse et profitable.

Précédé dans la carrière médicale par un père qui fut pendant quarante ans un praticien aussi prudent qu'éclairé, j'ai pu, m'inspirant de ses recherches et des fruits de sa longue expérience, me faire plus facilement une idée précise de la direction à donner aux malades qui fréquentent nos sources.

(1) Voir les intéressantes publications de Despine père, de MM. Despine fils, Guilland, Vidal, Bertier, Davat, Blanc, Gaillard, Dardel, Berthet. 2

Joignant une expérience personnelle de vingt ans à celle de mon père, dont la mémoire est chère encore à bien des baigneurs qui lui doivent leur guérison, il m'a été possible de réunir des matériaux précieux pour l'étude de l'hydrologie thermale, et d'y puiser des renseignements utiles pour la pratique.

Un nombre immense d'observations relatives à des maladies les plus diverses, traitées avec succès par les Eaux d'Aix, m'ont donné la certitude de leur efficacité contre la plupart d'entre elles, et m'ont mis à même de faire une étude approfondie des moyens qu'il convient de mettre en usage pour en obtenir les meilleurs résultats.

En publiant aujourd'hui une édition nouvelle, je n'ai d'autre but que de répondre aussi dignement que possible à l'accueil fait à la première ; de même qu'en plaçant de nouveau sous les yeux des médecins et des malades un recueil de guérisons nombreuses opérées par nos Eaux bienfaisantes, je n'ai pas d'autre ambition que de fournir aux uns peut-être quelques renseignements utiles, d'inspirer aux autres une confiance salutaire et leur rendre l'espoir de guérir.

LE CONSEILLER DU BAIGNEUR

OU ÉTUDES PRATIQUES SUR

LES VERTUS DES EAUX D'AIX

EN SAVOIE

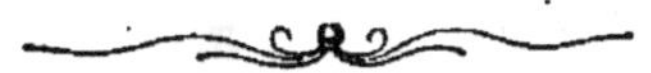

CHAPITRE PREMIER

Aperçu topographique, climatologique et historique.

Aix-les-Bains *(Aquæ Gratianæ)* est une petite ville du nouveau département français la Savoie, dont les thermes jouissent depuis longtemps d'une réputation méritée. Sa population est aujourd'hui d'environ 4,000 habitants, et le nombre des étrangers qui la fréquentent s'est élevé, ces années dernières, jusqu'à près de 8,000.

Sa position géographique est exceptionnellement favorable. Reliée à tout le réseau français par le chemin de fer du mont Cenis, elle est à la porte d'un grand nombre de villes importantes, et l'on y peut arriver de tous les points de l'Europe de la façon la plus commode. La ville est située à 266 mètres au-dessus du niveau de la mer, et à 32 au-dessus de celui du lac du Bourget, qui n'en est éloigné que de 2 kilomètres. Elle est à 45° 38' 58" de latitude nord, et à 3° 34' 40" de longitude est du méridien de Paris. La température moyenne est de 13°, 6, c'est-à-dire 4° de plus que celle de Genève et 2° au-dessus de celle de Chambéry, qui en est éloigné de 17 kilomètres.

La constitution géologique du sol est formée par les diverses couches du calcaire néocomien recouvert par la mollasse ou terrain tertiaire, et par des alluvions anciennes et modernes.

Le climat est des plus salubres ; l'air y est pur et dans des conditions hygrométriques qui le rendent favorable aux poitrines délicates et aux constitutions nerveuses et irritables. Il n'y règne pas de maladie endémique, et à deux dates tristement mémorables, en 1435 et en 1564, elle fut préservée des ravages que la peste exerçait dans les vallées voisines. A cette dernière époque, le Sénat de Chambéry et la Chambre des comptes vinrent tenir temporairement leurs séances à Aix.

Sous le rapport du climat, cette station thermale jouit d'un avantage bien précieux, celui d'être dans une position relativement peu élevée au-desssus du niveau de la mer. La disposition des vallées et des montagnes environnantes la mettent aussi à l'abri de ces brusques transitions de température si funestes aux baigneurs.

Une chose digne de remarque, et qu'on est peu disposé à croire quand on n'a pas eu l'occasion de la constater soi-même, la flore des environs d'Aix est celle des contrées beaucoup plus méridionales. Le laurier, le grenadier, le figuier, le jujubier s'y trouvent en pleine terre. Le point le plus chaud de la Savoie est, sans contredit, Aix-les-Bains. Les deux saisons intermédiaires, le printemps et l'automne, y sont en général très belles ; aussi les malades peuvent-ils, sans crainte, y arriver dès le milieu d'avril et y séjourner souvent jusqu'à la fin d'octobre. Quelque jour, sans doute, on songera aussi à créer à Aix une saison d'hiver, ce que le volume considérable des sources rendrait du reste plus facile que nulle part ailleurs, en permettant d'utiliser la chaleur thermale pour réchauffer l'édifice consacré aux malades. Il y aurait assurément tout avantage en maintes circonstances à recourir, même en hiver, à une médication qui n'est plus, à beaucoup près, aussi opportune quand on a passé de longs mois dans de cruelles souffrances et perdu souvent un temps précieux à attendre la saison des eaux.

Le sol des environs d'Aix est très accidenté, et la végétation en est vraiment luxuriante; le lac du Bourget, qui n'en est éloigné que de quelques minutes, prête beaucoup de charme à ses paysages déjà si variés. Nous ne saurions faire un tableau plus vrai de ce pays privilégié et un éloge à la fois plus impartial que celui que nous allons reproduire. Il est dû à la plume élégante d'un médecin étranger à notre pays, qui est venu lui demander la santé et qui s'exprime ainsi dans les premières pages d'une publication sérieuse dont nous aurons bientôt occasion de parler au point de vue médical.

« S'il était donné à un homme; dit M. Ber-

« thet, de se créer un séjour à son gré, réu-
« nissant toutes les conditions hygiéniques,
« toutes les beautés naturelles, toutes les
« douceurs du climat, tous les agréments,
« enfin, que devait renfermer le jardin habité
« par notre premier père, il choisirait un lieu
« ni trop élevé à cause des vents et du froid,
« ni trop bas à cause de l'humidité ; il l'en-
« tourerait, à une certaine distance, d'une
« imposante ceinture de montagnes aux for-
« mes variées, aux pittoresques aspects, dont
« les sommets dentelés et nus borneraient au
« loin l'horizon et contrasteraient agréable-
« ment avec les croupes arrondies et la lu-
« xuriante végétation des verts coteaux qui
« leur serviraient de contreforts. . . . . . .

. . . .

« Tout serait disposé de manière que l'œil
« fût à chaque instant charmé par un spec-
« tacle nouveau et imprévu. L'air qu'on res-
« pirerait dans ce lieu serait d'une salubrité
« et d'une pureté parfaites. La douceur du
« climat, jointe à tous les autres avantages
« dont serait favorisé ce fortuné pays, y ferait
« arriver la longévité humaine à un degré
« presque invraisemblable.

« Or, cet Eden existe : c'est Aix-les-Bains « avec son lac du Bourget, avec son coteau « de Tresserve, avec son ciel d'Italie, avec « son atmosphère qui conserve la santé et « ses sources qui la rendent. »

Les vestiges du passé, les belles ruines qui nous restent du siècle d'Auguste prouvent qu'Aix possède depuis longtemps tous ces avantages. Le temple de Diane, l'arc votif de Campanus, d'ordre dorique et ionique, formant sans doute l'entrée principale des thermes, le *Bain Romain* existant sous la maison Chabert, attestent encore aujourd'hui la splendeur de cette résidence romaine et la valeur de ces sources salutaires.

Depuis l'époque où l'invasion des barbares accumula toutes ces ruines, Aix a subi des destinées bien diverses ; il résulterait de recherches historiques récentes qu'elle fut, à une époque très reculée, une résidence royale. Le roi Rodolphe III, dans une charte du 24 avril 1011, rapportent MM. de Cibrario et Promis, dit en parlant d'Aix : *Aquæ villam sedem regalem*. Ce qu'on sait de plus positif, c'est qu'elle fut plusieurs fois réduite en cendres, notamment au XIIIe siècle. Après avoir été longtemps un objet de contestation entre les ducs de Savoie et les comtes de Genève, Aix demeura enfin sous la domination des premiers par un traité conclu en 1295.

De nouveau réduite en cendres au XVIe siècle, elle se releva de ses ruines, et bien plus tard, en 1772, le roi Victor-Amédée III fit construire un élégant édifice thermal qu'on pouvait encore admirer ces dernières années, et fixa ainsi la première date moderne d'une réputation qui n'a fait que grandir jusqu'à nos jours.

Il ne subsiste du monument de cette époque qu'une très faible partie, le reste ayant dû disparaître pour permettre l'exécution des travaux importants qui viennent de s'accomplir.

CHAPITRE II

Précis historique des deux sources thermales, leur analyse.

L'étranger qui viendra à Aix pour suivre un traitement hydro-thermal y trouvera deux sources importantes : l'une a porté de tout temps le nom de source d'*alun* (1), l'autre, celui de source de *soufre*.

L'eau d'*alun*, qui était, d'après la classification d'Anglada, regardée par tous les chimistes comme une eau sulfureuse *dégénérée*, a subi depuis cinq ans une modification importante. A la suite de travaux de captage dont nous aurons occasion de parler plus tard, et qui ont eu pour effet de la soustraire à un séjour prolongé dans de vastes souterrains accessibles à l'air extérieur, son degré de sulfuration est devenu au moins égal à celui de l'autre source. Quant aux autres principes, qui étaient à peu de chose près les mêmes, rien ne prouve qu'ils soient devenus parfai-

(1) Cette source, connue aussi sous le nom de *source de saint Paul*, à cause du voisinage d'une chapelle dédiée à ce saint tout près du lieu où elle était captée, était probablement nommée source d'*alun*, parce que les anciens avaient cru que ce sel faisait partie de ses principes constituants. On sait que pendant longtemps l'alun a été regardé comme du sulfate d'alumine; on en trouve la preuve dans tous les ouvrages du siècle dernier. Cette dénomination, du reste, n'est pas tout à fait dénuée de justesse, si l'on considère que cette eau est imprégnée de sulfate d'alumine, et que ce sel est le principe fondamental des aluns de tout genre. (Bonjean, *Analyse chimique des eaux d'Aix*.)

tement identiques. Une analyse exacte sous ce rapport reste encore à faire; cette lacune sera sans doute bientôt comblée.

Les deux sources ne sont pas moins remarquables par leur volume que par leur thermalité.

Leur volume total a été évalué, d'après les derniers calculs fournis par le rapport de M. le docteur Blanc pour l'année 1855, au chiffre énorme de 6,362,480 litres par 24 heures. Il se décompose comme suit :

Eau d'alun . .	Par minute . .	3,342	litres.
	Par heure . . .	200,520	»
	Par 24 heures .	4,812,480	»
Eau de soufre.	Par minute . .	1,076	»
	Par heure . . .	64,583	»
	Par 24 heures .	1,550,000	»

Leur thermalité, qui est en moyenne de 45° centig., est non moins précieuse que leur abondance, parce que pour beaucoup de malades elles peuvent être administrées sans rien perdre, par le refroidissement, de leurs qualités intrinsèques.

Leur odeur est celle de la plupart des eaux sulfureuses, c'est-à-dire des œufs couvés ou de l'acide hydro-sulfurique. Leur saveur n'est pas très appréciable; elle révèle cependant la présence du gaz dont nous venons de parler. Elles se boivent sans répugnance, et donnent lieu à des rapports nidoreux dont la fréquence est en rapport avec la quantité d'eau avalée. Elles laissent dans l'arrière-bouche une impression douceâtre. — Leur couleur n'a rien de remarquable. Déposées dans un vase transparent, on peut voir que leur limpidité est parfaite, quoique à la longue elles louchissent un peu au contact de l'air. L'eau de soufre, prise à sa source, laisse dégager une multitude de bulles gazeuses qu'on voit monter du fond du vase et venir crever à la surface. C'est sans doute, comme l'indique l'analyse qui en a été faite, un mélange des gaz azote et acide carbonique entraînant avec eux une partie du gaz acide sulfhydrique qui se dégage sans cesse de la source.

Nous joignons ici l'analyse de ces sources par M. Bonjean, le savant chimiste savoisien, avantageusement connu dans la science par bien d'autres travaux et plusieurs découvertes importantes :

ANALYSE DES EAUX D'AIX (1)

D'après M. J. Bonjean, pharmacien chimiste à Chambéry

SUBSTANCES contenues DANS 1,000 GRAMMES D'EAU	SOURCES DE			
	Soufre (1838)	alun (1838)	Saint-Simon	Marlioz (1850)
Azote	0,03204	0,08010	traces.	0,012
Acide carbonique libre	0,02578	0,01334	0,00338	0,009
— sulfhydrique libre	0,04140	—	—	0,010
Oxygène	—	0,01840	—	—
Acide silicique	0,00500	0,00430	—	0,006
Sulfure de sodium cristal.	—	—	—	0,204
Carbonate de chaux	0,14850	0,18100	0,00592	0,186
— de magnésie	0,02587	0,01980	—	0,012
— de soude cristallisé	—	—	—	0,099
— de fer	0,00886	0,00936	0,00169	0,013
— de manganèse	—	—	—	0,001
— de strontiane	traces.	traces.	—	—
Sulfate de soude cristallisé	0,09602	0,04240	—	0,043
— d'alumine	0,05480	0,06200	—	—
— de magnésie crist.	0,03527	0,03100	—	0,028
— de chaux	0,01600	0,01500	0,00127	0,002
— de fer cristallisé	traces.	traces.	—	0,010
Chlorure de sodium	0,00798	0,01400	—	0,018
— de magnesium crist.	0,01721	0,02200	—	0,019
— de calcium	—	—	0,00127	—
Phosphate de chaux				
— d'alumine	0,00249	0,00260	—	—
Fluorure de calcium				
Iodure de potassium				
Bromure de potassium	q. ind.	q. ind.	—	q. ind.
Clairine				
Acide apocrénique	—	—	traces.	—
Perte	0,01200	0,00724	—	0,017
Total	0,43000	0,41070	0,01353	0,429
Température thermom. R.	37°	37°	12°	14°

(1) Dans un rapport fait à l'Institut de France par M. Dumas, sur les travaux de M. Fontan relatifs à diverses Eaux minérales, l'analyse des Eaux d'Aix par M. Bonjean a été citée dans les termes les plus flatteurs. Nous rappellerons aussi, comme témoignage non moins important du mérite scientifique de cet ouvrage de notre compatriote, que M. le ministre de l'agriculture et du commerce de France en 1846 en fit acheter, d'après le rapport d'une commission, 300 exemplaires pour la bibliothèque de son département.

Le peu de différence révélé par l'analyse chimique dans les deux sources d'Aix a toujours fait penser qu'elles devaient avoir probablement une origine commune à une distance plus ou moins éloignée de leur point d'émergence. Cette origine problématique a été l'objet de plusieurs recherches qui n'ont cependant encore rien appris de bien positif. La plus ancienne et la plus intéressante par les détails curieux qui l'accompagnent remonte à l'année 1784. Elle était faite par le docteur Thouvenel. Ce médecin, qui cherchait alors à reconnaître si la chaleur des eaux d'Aix devait être attribuée à leur passage sur une masse pyriteuse ou sur des lits de charbons fossiles, se faisait accompagner dans ses explorations par un homme qui jouissait de la singulière faculté de voir tourner la *baguette* entre ses mains lorsqu'il se trouvait sur un courant d'eau, et d'éprouver des sensations particulières s'il était placé sur des filons de charbon de terre (1).

Le résultat de ces recherches fut que les eaux devaient leur chaleur à des masses de

(1) Dacquin rapporte qu'il découvrit par son intermédiaire des bancs de houille fort étendus.

pyrites enfouies dans le sein de la montagne où elles prenaient leur source. On sait qu'aujourd'hui l'opinion la plus généralement admise, surtout depuis le forage des puits artésiens, est que cette chaleur est due plus probablement à celle du sein de la terre d'où elles proviennent, au feu central.

Quant au lieu présumé de l'origine commune des deux eaux, il fut assigné le même jour par M. Thouvenel, et par le procédé que nous avons indiqué, dans un pré situé au pied de la montagne qui domine Aix, sur la commune de Pugny. Il est constant que la neige n'y séjourne jamais dans l'hiver. M. l'abbé Paramel, si célèbre dans l'art de découvrir les sources, désigna, il y a quelques années, le même endroit comme point probable de l'origine de celles qui nous occupent.

Nous ajouterons, pour compléter les notions qu'on sera peut-être bien aise d'avoir sur ce sujet, qu'à l'époque du fameux tremblement de terre qui renversa une partie de Lisbonne, et en 1783, lors de celui qui bouleversa une partie de la Calabre, les eaux de soufre se troublèrent, se refroidirent et charrièrent pendant plusieurs heures de nombreux flocons gélatineux blanc-bleuâtres. Chose digne de remarque, les eaux d'alun n'éprouvèrent alors aucune altération. Plus tard, en 1822, tout le sol de la Savoie, et en particulier le littoral des lacs du Bourget et d'Annecy fut profondément ébranlé par un tremblement de terre qui eut lieu à 9 heures du matin. L'eau de soufre se troubla fortement, charria des matières organiques glaireuses d'un jaune rougeâtre, augmenta beaucoup de volume et se refroidit complètement. Ces phénomènes durèrent pendant cinq ou six heures, après quoi l'eau revint à son état normal. Cette fois encore, l'eau d'alun n'éprouva aucun changement.

Ces dernières circonstances, jointes à la différence et à la proportion des principes qui minéralisent les deux sources, leur différence constante de température, non-seulement dans leur état normal, mais encore aux époques de leur mélange avec les eaux produites par la fonte des neiges, avaient déterminé M. Bonjean à ne pas partager l'opinion de M. Thouvenel et de M. l'abbé Paramel.

Aujourd'hui, la question n'est certainement pas tranchée, mais elle a fait un grand pas, et l'analogie de nos deux sources est devenue bien plus évidente, depuis qu'il a suffi de changer les conditions de captage de la source sulfureuse *dégénérée* pour la rendre aussi sulfureuse que l'autre. Quoi qu'il en soit, les deux sources d'Aix sont définitivement rangées dans la classe des eaux sulfureuses, bien que la variété de leurs principes minéralisateurs les ait fait longtemps et diversement classer par les chimistes.

Il ne sera pas hors de propos, avant de terminer cet article, de fixer un instant notre attention sur les belles recherches de M. Pichon, pharmacien de l'Etablissement thermal.

Ces recherches, qui servent à mieux caractériser la puissance thérapeutique de ces Eaux, comprennent, sous le nom de *Sels minéraux et produits naturels des eaux d'Aix* (1), les matières organiques et organisées des eaux sulfureuses d'Aix, connues sous les noms de *glairine, matière végéto-animale, batraco-sperme, barégine sulfuraire*, etc.

(1) A l'exposition scientifique qui a eu lieu à Turin en 1858, tous ces produits ont figuré dans une vitrine spéciale envoyée par M. Pichon. Ils font aujourd'hui partie du musée de l'Académie de médecine de cette ville.

1. Glairine muqueuse.
2. Id. membraneuse rose (Anglada).
3. Id. muco-membraneuse.
4. Id. spongieuse (observée à Aix par M. Pichon, pharmacien).
5. Id. floconneuse, avec commencement d'organisation (Pichon).
6. Id. organisée (sulfuraire de M. le Dr Fontan), rigoureusement liée au principe sulfureux.
7. Id. muco-granuleuse ou globuleuse, formée de l'agglomération d'un grand nombre de petites vésicules transparentes et remplies de gaz azote pur (Pichon).
8. Id. velue, sous forme de membranes offrant dans les couches sous-jacentes tous les caractères de la *sulfodiphthérose* de M. Cazin (Pichon). Elle paraît appartenir à un végétal du genre *oscillatoria*.
9. Id. filandreuse (d'Anglanda), espèce d'algue chevelue.

Nota. — On rencontre dans les matières organiques azotées des sources d'Aix, plusieurs espèces d'infusoires, notamment le *rotifère sabaudus*, le *cetonotus cephalopilosus* (d'Ormancey), et de plus quelques vers du genre *anguillula*.

Produits de l'action des vapeurs sur la roche calcaire pyriteuse, argileuse, et sur les divers métaux oxydables, fer, cuivre, etc.

1. Sulfate de chaux amorphe; id. cristallisé.
2. Sulfate triple d'alumine, de magnésie et de fer.
3. Sulfate de soude cristallisé (efflorescence saline des thermes albertins.
4. Sulfûre de fer.
5. Sulfure de cuivre.
6. Sulfate de fer.
7. Sulfate de cuivre, etc.

Il résulte, en outre, des expériences nombreuses faites par M. Pichon, que les vapeurs thermales des eaux d'alun et de soufre fournissent encore en quantité : 1° une matière organique azotée qui se dépose sous forme de membranes sur les voûtes des cabinets de douches ; 2° du soufre sublimé et cristallisé déposé sur les matières organiques entraînées par les vapeurs d'eau de soufre et trouvées en masses considérables sur la paroi supérieure des conduits d'eau d'alun ; 3° de l'acide sulfurique produit par l'acidification du soufre des vapeurs au contact de l'air atmosphérique.

On trouve également, dans les eaux d'Aix, des dépôts naturels de soufre précipité par l'air, et il ne sera pas sans intérêt de faire remarquer, comme l'observe M. Pichon, que les dépôts de ce genre, de beaucoup les plus considérables, sont ceux produits par la source d'alun qu'on a longtemps nié être sulfureuse. Nous profiterons de ce fait bien constaté d'une quantité relativement considérable de soufre déposé par les eaux d'Aix sous les diverses formes indiquées, pour rappeler une fois de plus que les épreuves sulfhydrométriques sont loin d'exprimer d'une manière exacte, dans tous les cas, le degré de sulfuration des eaux minérales. N'est-il pas remarquable et bien singulier au moins, en effet, de voir des eaux minérales marquant en moyenne 4 degrés de sulfuration produire par le seul fait de leur communication avec l'air, dans certaines conditions, d'énormes dépôts de soufre? Il est de toute évidence que puisqu'elles le déposent, elles le contiennent dans des combinaisons quelconques plus ou moins accessibles à l'action de nos réactifs (1),

(1) D'après une récente analyse au moyen *des corps poreux*, nouvelle méthode sulfhydrométrique des plus simples, imaginée par M. Pichon, et que ce chimiste se réserve de faire connaître, les deux sources thermales d'Aix fourniraient par jour près de 25 kilogrammes de soufre, ou soit un peu plus d'un kilogramme par heure.

mais n'en ayant pas moins une action marquée sur l'économie.

Ce fait, si simple en lui-même, n'est-il pas une réponse péremptoire aux détracteurs de nos sources, l'explication de l'idée bien arrêtée dans l'esprit d'un grand nombre de médecins étrangers que les eaux d'Aix sont très fortes, très actives, la cause enfin des cures remarquables opérées dans certaines affections de la peau, contre lesquelles avaient échoué des eaux réputées beaucoup plus sulfureuses? Nous laissons au temps et à l'expérience le soin de répondre à ces questions ou de les élucider.

CHAPITRE III

Administration des bains. — Direction médicale. Hospice.

ADMINISTRATION DES BAINS

Les ressources immenses offertes par des eaux aussi abondantes et non moins précieuses par leur minéralisation que par leur thermalité, ont exigé, depuis longtemps, le concours d'un personnel nombreux pour répondre aux besoins toujours croissants du service et au développement successif des thermes. Ce personnel se compose d'un chef de service, de distributeurs, d'huissiers ou contrôleurs recevant les billets à la porte des douches, de doucheurs et doucheuses, au nombre de 50 au moins, de 60 porteurs, de *postillons* ou commissionnaires. Tous enrôlés d'avance, ils sont sous les ordres d'un directeur spécial chargé par le gouvernement de la gestion de l'Etablissement thermal.

DIRECTION MÉDICALE

L'annexion de la Savoie à la France, a déterminé un changement considérable dans l'organisation du service médical. La combinaison si libérale d'une *commission consultative*, formée de tous les médecins domiciliés à Aix, et présidée annuellement à tour de rôle par chacun d'eux, a fait place à l'organisation française, assise sur de tout autres bases. Un inspecteur, nommé comme dans tous les autres établissements de l'Empire par le gouvernement, est chargé de veiller avec soin à la conservation des sources, à leur meilleur aménagement ; en un mot, à tout ce qui touche à la prospérité de l'Etablissement thermal qui lui est confié.

La loi française, non moins libérale à son point de vue que la loi sarde, a consacré en principe l'absence complète de tout privilége en faveur de MM. les inspecteurs, en ce qui concerne les rapports du médecin et des malades.

Poussant l'application de ce principe aussi loin que possible, peut-être à l'extrême, elle n'a pas craint de laisser aux malades la liberté la plus absolue. L'avenir prouvera si ce que la raison réprouve, l'expérience peut le sanctionner.

HOSPICE

A Aix, comme dans bien d'autres établissements thermaux, les pauvres n'ont pas été oubliés. Un hospice, qui porte le nom d'un de ses principaux bienfaiteurs, M. Haldimand, lequel l'a doté d'une somme de 20,000 francs.

reçoit tous les ans un assez grand nombre de malades.

La création de cette maison de bienfaisance est due à l'inspiration généreuse du cœur de la reine Hortense, qui venait de voir périr sous ses yeux, de la manière la plus tragique, sa jeune amie madame la baronne de Broc. Elle voulut consacrer par une bonne œuvre le souvenir de ce drame lugubre, et adoucir ainsi sans doute la douleur amère qu'elle en ressentit. Ce fut plusieurs années après, que M. Haldimand, riche philanthrope, fit un premier don de dix mille francs, suivi plus tard d'un autre de même somme. Plusieurs dotations importantes se joignirent aux premières, et aujourd'hui, grâce à ce concours généreux, elles s'élèvent à un chiffre qui permet d'étendre chaque année les secours aux indigents.

A l'époque de la visite que firent à Aix Leurs Majestés Impériales, cet établissement fut l'objet d'un intérêt tout particulier de Sa Majesté l'Empereur. Il daigna l'examiner avec le plus grand soin et voulut désigner lui-même l'emplacement qu'il devrait occuper quand il serait question de sa réédification.

De nouveaux subsides furent ajoutés à ceux que la piété filiale de Louis Napoléon n'avait jamais cessé d'accorder à cette création de sa mère, et grâce à cette auguste protection, cet Etablissement modeste restera digne de perpétuer la pensée qui l'a conçu.

Il y a des places gratuites et des places payantes. Les places gratuites sont représentées par les fondations *Charles-Félix*, *Hortense* et quelques autres, au moins huit cents journées. M. le Préfet nomme aux places C.-Félix et à celles Hortense lorsque les *ayant-droit* n'y ont pas pourvu. Les demandes doivent lui être adressées par l'intermédiaire des autorités communales et appuyées de certificats délivrés par les autorités civile, religieuse, financière et médicale du lieu. Pour les places payantes, il faut se faire inscrire d'avance chez le Directeur, et apporter des certificats de probité et d'indigence dûment légalisés.

Le prix est fixé à un franc cinquante centimes par jour, plus un droit d'entrée de cinq francs.

CHAPITRE IV

Etablissement thermal, sa description.

L'Etablissement thermal d'Aix jouit depuis longtemps d'une réputation justement méritée. L'abondance de ses sources, ses douches restées longtemps sans rivales, et les nombreux appareils qu'on y a créés successivement pour remplir les diverses indications de la thérapeutique hydrologique, lui ont toujours assigné un rang incontestable de premier ordre.

En face du développement immense qu'on donne depuis quelques années en France aux établissements de ce genre, le nôtre eût été exposé à déchoir de son rang, quoique, sous beaucoup de rapports, il pût encore servir de modèle, si le gouvernement sarde n'eût pas compris que rester stationnaire quand tout marche, c'est presque reculer. Son concours était indispensable, quoiqu'il n'en fut pas le propriétaire exclusif (1). Il décréta qu'une

(1) Les thermes d'Aix appartenaient pour un tiers à l'Etat et pour deux tiers à la province de Savoie-Propre.

somme de neuf cent mille livres serait employée en agrandissements et en réparations.

D'après la marche suivie et le développement grandiose du plan adopté, il fut facile de prévoir que cette somme serait de beaucoup dépassée. M. François, le savant ingénieur des mines et inspecteur technique des Eaux minérales de France, fut chargé de tracer le plan des travaux de tout genre à exécuter, de concert avec M. Pelegrini, l'habile architecte du Casino, et bientôt l'on se mit à l'œuvre.

Le premier soin des ingénieurs fut de rechercher s'il ne serait pas possible d'augmenter encore par des fouilles le volume déjà si considérable des deux sources, ou au moins celui de l'une d'elles. Ils réussirent presque au-delà de leurs espérances, car les travaux de captage furent si habilement dirigés que le volume de l'eau dite d'*alun* fut triplé... Un tunnel pratiqué dans le roc vif intercepta les fausses routes et les déviations d'une grande quantité d'eau qui allait se perdre dans diverses directions (1), et aboutit en définitive au

(1) Ces filets égarés alimentaient les sources Fleury, Héritier, Chabert et peut-être aussi certaines sources chaudes bien connues des baigneurs du lac.

réservoir principal de cette source qui s'écoula un jour après l'éclat d'une mine avec tant d'abondance que la ville en fut inondée.

Il y avait en effet, au sein même des rochers et au-dessous de plusieurs maisons de la partie supérieure de la ville, un immense réservoir naturel creusé par les eaux et leurs vapeurs, sans doute depuis des siècles. Ces cavités souterraines n'étaient connues que très imparfaitement, à cause des grandes difficultés qu'il fallait vaincre pour y arriver. Quelques hardis visiteurs, cependant, M. Despine et M. Bonjean, chimiste, s'étaient risqués à y descendre pour s'y livrer à des expériences scientifiques. C'était alors une vraie descente aux enfers !... L'ouverture par laquelle il fallait passer portait même le nom de ce lieu redoutable (1) : on l'appelait *Trou d'Enfer*. Aujourd'hui, l'accès de ces cavernes mystérieuses est devenu beaucoup plus facile, sans qu'elles aient rien perdu de l'intérêt qu'elles pouvaient présenter. C'est un objet de curiosité de plus pour les baigneurs, pour les tou-

On peut voir encore aujourd'hui, au milieu de la rue dite du Puits-d'Enfer, une pierre de regard qui fermait cette ouverture.

ristes amateurs de choses étranges ; nous leur recommandons de les visiter.

Au fond du tunnel, dans le plan inférieur des grottes, se trouve la source. Elle sort d'un puits naturel dont il est impossible d'assigner d'une manière exacte la profondeur, parce que sa direction, d'abord perpendiculaire, cesse de l'être après quelques mètres.

L'eau est recueillie dans des canaux de bois et conduite à l'Etablissement, dont elle n'est éloignée que de la distance de 50 mètres environ. Un immense réservoir la reçoit pour la distribuer dans les diverses parties de l'édifice.

La source de l'eau dite de soufre a été également l'objet d'un travail de captage. On la voyait, avant les travaux entrepris, sortir d'une grotte naturelle qui fut longtemps le seul établissement des rares baigneurs des environs. Aujourd'hui, après avoir été par la mine et la sape complètement dégagée de toute part, elle sourd par des fissures du rocher ou plutôt par des puits naturels sur un des côtés d'un immense réservoir en maçonnerie construit autour d'elle. Si l'on est privé de la vue de la source, on est largement dédommagé de ce léger inconvénient par l'immense avantage de l'avoir ainsi mise complètement à l'abri du contact de l'air, et de disposer d'une masse d'eau beaucoup plus considérable que par le passé.

Malgré tous ces travaux accomplis et l'emploi presque intégral des neuf cent mille francs, il restait encore beaucoup à faire lorsque l'heureux événement de l'annexion vint donner satisfaction au vœu si légitime des populations savoisiennes. Le gouvernement français ne voulut pas rester en arrière de ce qu'avait si grandement commencé le gouvernement sarde. L'Empereur lui-même, dans une visite mémorable où nous eûmes, en qualité de président de la Commission médicale, l'insigne honneur de le recevoir et d'être appelé à répondre à tout ce qui pouvait l'intéresser, décréta, après s'être rendu compte de ce qui restait à faire, qu'une nouvelle somme de sept cent mille francs serait allouée sur le budget de l'Etat pour l'achèvement des travaux.

On se mit bientôt à l'œuvre avec une nouvelle ardeur, et l'on peut désormais affirmer que ce monument, remarquable autant par son ensemble imposant que par la réunion de tous les perfectionnements de la science hydrologique, est le plus complet de tous ceux qui ont été créés jusqu'à ce jour. Le même décret qui en prescrivait l'achèvement en fit définitivement une propriété de l'Etat.

Si nous entreprenons de parcourir ce vaste et magnifique dédale qu'on appelle l'Etablissement thermal d'Aix, nous serons, avant tout, frappés de l'aspect grandiose qu'il présente lorsque, du pied de l'escalier principal, l'œil en embrasse la perspective. Un vestibule de proportions majestueuses et couronné d'une voûte élancée peinte à la fresque fixera tout d'abord notre attention. A droite et à gauche, notre œil rencontrera une double rampe d'escaliers qui conduisent à l'étage supérieur; deux élégantes plate-formes ayant vue à la fois sur la place des Bains et sur le vestibule lui-même, et, sur le même plan enfin où nous sommes, deux vastes corridors qui desservent cette partie de l'édifice désignée sous le nom de soubassement.

On y trouve de part et d'autre, outre le cabinet de consultation de M. l'Inspecteur et le bureau de distribution des billets, quatre belles douches du genre de celles dites des Princes, et une étuve fort bien agencée pour les bains de vapeur. Ces douches, parfaitement éclairées et dallées de marbre, ont, sur celles dont nous allons avoir occasion de parler plus loin, l'avantage de la *chute* et de la *pression* rendues beaucoup plus fortes, comme il est facile de le comprendre, par leur plus grande différence de niveau avec celui des sources. Il y a de plus, dans cette partie de l'édifice, deux élégantes salles semi-circulaires qui portent le nom de douches Impériales. Elles sont munies des appareils balnéaires les plus variés et les plus complets, et ont reçu la destination temporaire de piscines dites de famille. On les désigne ainsi parce que l'administration laisse aux personnes qui le demandent la faculté de s'y réunir en famille pour un temps donné.

Dans le voisinage de celle de ces deux salles qui est destinée aux hommes, nous remarquerons en outre une salle d'aspiration dont la vapeur, qui l'alimente, est produite par une gerbe d'eau thermale venant se briser contre une coupole métallique. Ce mode de production de la vapeur offre le grand avantage de permettre de la doser à volonté, suivant les besoins. L'étage supérieur, auquel on arrive par le grand escalier ou par les deux rampes latérales, constitue la partie de beaucoup la plus considérable de l'Etablissement. A droite et à gauche, se trouvent disposés symétriquement, d'un côté pour les dames, de l'autre côté pour les hommes, vingt-huit cabinets de bains et une vaste piscine.

Les cabinets de bains, dallés et revêtus de marbre blanc dans tout leur pourtour, sont aussi élégants que commodes, et les robinets, qui alimentent de belles baignoires faïencées, sont disposées de manière à permettre l'emploi d'appareils destinés à diverses douches locales pendant la durée même du bain.

Les deux piscines, éclairées par un ciel ouvert, sont vraiment remarquables par l'élévation et l'élégance de leurs voûtes; leur dimension est telle que ce sont de vrais petits lacs d'eau thermale. Une série de petites loges disposées autour d'un grand vestibule convenablement aéré et servant de vestiaire, achève d'en faire une salle de natation dont la vogue s'explique aisément quand on regarde cette belle nappe d'eau si limpide.

Au centre du corridor qui dessert les bains et les piscines dont nous venons de parler, et en face de l'escalier principal, nous trouvons une belle salle de pas perdus décorée de colonnes et de pilastres, et éclairée d'une façon très heureuse par un dôme vitré. On y a placé, comme point central, la fontaine destinée à servir de buvette pour les deux sources de soufre et d'alun, et de part et d'autre elle livre passage pour se rendre aux autres parties de l'Etablissement.

A gauche, ce sont les douches les plus anciennes, celles dites du *Centre* et de l'*Enfer*, douches exclusivement chaudes, c'est-à-dire où n'arrive pas l'eau froide ; ce sont les étuves primitives dites vulgairement *bouillons*, parce que l'eau y arrivait en bouillonnant; c'est, enfin, l'ancienne *douche neuve* du modèle de celles des Princes, mais un peu reléguée aujourd'hui. A droite et en face nous trouverons encore une partie importante de l'édifice ; elle en sera le complément.

Les anciennes douches des *Princes*, ainsi nommées parce qu'à leur création elles avaient été destinées à l'usage particulier des princes de la Maison de Savoie, seront les trois premières douches que nous trouverons sur notre passage ; des modifications indispensables les ont privées de leur mérite principal, l'air et la lumière. Un peu plus loin, du côté opposé, nous arrivons aux anciens thermes *Albertins* créés sous le règne du roi Charles-Albert. Ce sont : une série de petites douches-étuves, le vaporarium et les deux anciennes piscines.

En revenant sur nos pas, nous sommes au centre d'un vaste corridor où nous trouverons une autre série de douches dites locales et l'escalier qui conduit au bureau de l'administration, et en montant les quelques marches qui sont à nos pieds, nous arrivons à une des parties les plus intéressantes du vaste établissement que nous sommes occupés à parcourir.

L'espace dont nous allons parler, et qui constituerait à lui seul un fort bel établissement thermal, était, il y a peu d'années encore (1), occupé par un immense rocher au pied duquel on allait visiter la source de l'eau de *soufre,* ainsi que nous avons eu l'occasion de

(1) Les premiers travaux d'agrandissement remontent à l'année 1857, sous le ministère de M. de Cavour.

le dire précédemment. C'est sur l'emplacement même de ce rocher, dont les débris ont servi à construire une grande partie de l'édifice actuel, que nous trouvons aujourd'hui deux vastes salles d'aspiration placées au-dessus même des réservoirs, deux élégants vestibules qui les précèdent, quatre douches des *Princes,* quatre autres douches dites *moyennes,* parce qu'elles sont, comme disposition balnéaire, intermédiaires entre les douches des *Princes* et les étuves du *Centre*, et enfin, sur la partie la plus reculée de ce plan, cinq cabinets destinés à l'application de la vapeur locale. Ces cabinets sont désignés sous le nom de *vapeurs Berthollet*, en mémoire du célèbre et chimiste Savoisien de ce nom.

L'arsenal si varié que nous avons sous les yeux explique les applications multiples que nous pouvons faire là de nos précieuses vapeurs. Il y a, comme on peut le voir, des appareils qui permettent de les diriger à volonté et avec la force voulue sur toutes les parties du corps. La colonne perpendiculaire qui se trouve au milieu de la salle donne passage à une trombe d'eau thermale, laquelle, se divisant dans sa chute, se vaporise en proportions considérables.

En résumé, l'ensemble de la distribution générale présente, comme on vient de le voir, deux parties bien distinctes, celle du soubassement, qui est au niveau de la place, et celle de la partie supérieure, que deux portes de sortie sur la rue rendent aussi facilement accessible aux chaises à porteurs que celle d'en bas.

A cette dernière partie de l'édifice se relie un annexe dont nous n'avons pas encore eu occasion de parler; il est destiné à recevoir une série de cabinets de bains du modèle le plus confortable et le plus perfectionné.

Si, à la longue énumération de tout ce qui vient de passer sous nos yeux, nous ajoutons celle de réservoirs immenses pour l'eau chaude et l'eau froide, de dépendances pour les bureaux de l'administration, de magasins pour l'approvisionnement et l'entretien d'un matériel considérable; d'un personnel, enfin, qui n'est pas moindre de cent cinquante employés, on conviendra qu'il est difficile d'avoir l'idée d'un établissement balnéaire d'une plus grande importance.

CHAPITRE V

Emploi de la Douche, de l'Etuve, du Bain, de la Buvette.

Nous venons de conduire le lecteur dans les diverses parties de l'Etablissement, nous lui en avons indiqué le matériel et la topographie; pénétrons avec lui un instant dans ces douches, dans ces étuves, ces bains et ces piscines pour voir ce qui s'y passe :

Dans les douches du *centre* et celles de *l'Enfer*, qui sont les plus chaudes, le malade est exposé à une vapeur abondante plus ou moins condensée; il reçoit sur les extrémités inférieures un courant d'eau thermale dont la température élevée a pour effet de produire une révulsion destinée à prévenir les congestions du cerveau et à rendre la respiration plus libre. Après quelques minutes de séjour dans ce milieu dont la température varie de 36 à 39 degrés, une sueur abondante inonde tout le corps. Il est d'usage, pour diminuer l'incommodité qui résulte de cet excès de chaleur, de donner au patient un peu d'eau fraîche, qu'il porte au front et à ses lèvres avec la main ou une éponge. Nous recommandons toujours à nos malades de ne pas négliger cette pratique, nécessaire à quelques-uns, toujours utile aux autres.

Malgré leur apparence peu confortable et leur aspect un peu primitif, ces douches du *Centre* et de l'*Enfer* sont pour nous de précieuses étuves qui continueront comme par le passé à faire de belles et bonnes cures. Elles resteront, je l'espère, longtemps encore pour rappeler aux détracteurs de nos sources que, si l'on guérit à Aix, ce n'est pas seulement comme on n'a pas craint de le dire et de l'imprimer, en y faisant de l'*hydrothérapie thermale*. On a feint de prendre pour un aveu implicite d'impuissance minérale les nombreux perfectionnements apportés depuis lontemps chez nous à l'emploi des eaux, dans le but d'en faire une application susceptible de répondre aux diverses indications thérapeutiques qui se présentent. Les cures merveilleuses citées par Cabias (1) en 1622, et plus tard par Dac-

(1) Cabias, médecin du Dauphiné, publia le premier recueil connu d'observations médicales sur les maladies traitées par les Eaux d'Aix. Il y rappelle que les Romains firent construire, l'an 628 de Rome, des bains fameux et réputés fort médicinaux.

quin, à une époque où les prétendus artifices du jour n'étaient pas mis en usage, répondraient assez nettement à ces insinuations malveillantes, si la chimie ne l'avait fait déjà d'une façon victorieuse.

Revenons à notre étude balnéaire. La douche proprement dite, c'est-à-dire avec massage et frictions, est de courte durée dans ces cabinets. Le nombre des malades qui peuvent les supporter est même assez restreint, parce que l'eau minérale est administrée là à sa température naturelle.

C'est dans les cabinets dits des *Princes* surtout, que la douche si remarquable et si justement recherchée par les malades auxquels elle convient, est administrée à Aix avec une rare perfection. Le malade est assis ou étendu sur un siége que j'ai proposé de rendre mobile, pouvant tourner sur lui-même : cela serait souvent fort utile aux malades impotents.

Suivant les indications du médecin, l'eau est dirigée par deux doucheurs sur tout le corps ou sur quelques parties en particulier. Il est d'usage, et c'est une pratique sage, de diriger, au début de l'opération, de l'eau chaude sur les extrémités inférieures. Après avoir satisfait ainsi aux règles de la prudence, la douche est administrée avec des forces de propulsion qui varient depuis la simple irrigation ou arrosement, jusqu'à la percussion la plus vive ; elle coule en nappe, en pluie, en torrent... La température est graduée à volonté à l'aide de cuvettes de mélange. Le malade peut être soumis au même instant à des températures extrêmes pour obtenir des effets de déplacement, de rupture d'équilibre. Ces températures, nous pouvons avec la plus grande facilité les faire passer par des degrés divers, les combiner entre elles... Pendant qu'on dirige sur les extrémités inférieures ou supérieures, un jet énergique d'eau minérale à la température de 40 degrés par exemple, et qu'on y pratique en même temps des frictions plus ou moins vives, on soumet quelque autre partie du corps, suivant l'opportunité, tantôt à de simples irrigations chaudes ou tempérées, tantôt à un massage, à une malaxation, à une sorte de pétrissage des fibres musculaires, ou bien l'on exerce sur les viscères une légère succussion pour activer leurs fonctions languissantes ou perverties. Par des appareils divers habilement combinés, la colonne d'eau peut avoir une direction verticale, horizontale, oblique ou même ascendante, comme cela se pratique pour la diriger dans l'intérieur de plusieurs organes, ainsi qu'on peut aisément le comprendre... On doit en particulier à M. Constant Despine l'application d'un appareil fort ingénieux et fort simple qui nous rend de grands services dans les affections utérines : c'est un bain de siége à double courant, à l'aide duquel la malade qui y est assise reçoit une irrigation vaginale chaude, froide ou tempérée, pendant que le *bassin* et les régions voisines sont soumis à une température opposée.

C'est dans les mêmes cabinets qu'on trouve aussi l'appareil destiné à donner ce que nous appelons la *douche écossaise,* le *shower-bath* des Anglais. Ce moyen, fort usité de nos jours, a été importé à Aix il y a déjà bien des années par un ancien inspecteur des Eaux, J. Despine. Il consiste en une pluie à des températures variables et graduées, qu'on fait tomber d'une certaine hauteur sur le malade, lequel la reçoit debout ou assis, la tête nue ou couverte, suivant les indications à remplir. Ces ondées plus ou moins froides, qu'on répète de trois à vingt fois et même davantage, sont alternées avec des irrigations chaudes destinées à prévenir des répercussions fâcheuses sur les organes internes. A Aix, ne l'oublions pas, on *sue* par l'eau chaude ; aussi la retrouverons-nous encore dans les cabinets des Albertins, qui ne diffèrent des précédents qu'en ce qu'ils sont destinés à des douches plus simples, et dans le *vaporarium*, qui est encore un lieu où l'on *sue ;* c'est même celui où l'on y parvient le plus facilement. Il serait peut-être, pour ce motif, mieux nommé *sudatorium*. M. le docteur Blanc, dans son Rapport présidentiel pour l'année 1855, observe avec raison que la chaleur y dépasse d'un degré celle de l'*enfer*. Cela devait être, puisqu'il est alimenté par l'eau d'alun, qui est plus chaude que l'autre de deux degrés environ.

Pour compléter sur ce sujet les notions du lecteur, il nous reste encore à dire quelques mots des douches locales, des piscines, des bains, des salles d'aspiration et des buvettes.

Les douches locales sont de deux sortes : elles servent à l'emploi de l'eau ou de la vapeur, et sont, ainsi que l'indique leur nom, disposées pour un usage local de l'une et de l'autre. Elles peuvent s'appliquer à tous les organes en particulier, et quelques-unes reçoivent leur dénomination de leur destination spéciale... De nombreux appareils perfectionnés sont appelés à les rendre de plus en plus efficaces. Il y a, entre autres, des bains de vapeur par encaissement, d'un emploi fort commode.

Les piscines sont de vastes bains de natation réunissant le double avantage du bain d'eau minérale à celui de la gymnastique pratiquée dans un milieu tonique. L'usage du bain de baignoire est trop connu pour qu'il soit utile de l'indiquer.

Les salles d'*aspiration* servent, comme leur nom l'indique, à respirer, pendant un temps plus ou moins long, les vapeurs et les gaz qui s'échappent des sources thermales.

Le nom de buvette indique assez clairement quel en est l'usage.

Les deux sources thermales, celle de soufre et celle d'alun, l'alimentent. Diverses eaux minérales en bouteille doivent aussi y être représentées pour la commodité des buveurs.

D'après tout ce que nous venons de dire, on peut aisément se faire une idée exacte du mode mécanique de l'administration des Eaux dans notre Etablissement. Aujourd'hui que les travaux d'agrandissement sont achevés, nous avons plus d'espace et plus de confort, mais le système appliqué est au fond toujours le même : ce qui prouve que depuis longtemps nous sommes dans le vrai, et explique notre ancienne réputation.

CHAPITRE VI

De la Douche, du Bain, des Salles respiratoires au point de vue de leur action physiologique.

Nous avons vu le fait matériel de ces divers modes d'emploi des Eaux d'Aix, examinons un instant le fait plus intime et bien plus intéressant de leur action physiologique et médicatrice sur l'organisme humain.

ACTION DE L'ÉTUVE ET DE LA DOUCHE

Il y a deux choses à étudier dans l'étuve :

l'action de la chaleur et celle des gaz. La première procure tout d'abord un sentiment de surprise qui fait place presque aussitôt à une sensation de bien-être, d'autant plus remarquable en général qu'elle répond mieux au besoin du malade. Bientôt tout le corps ruisselle de la vapeur d'eau qui s'y condense, et qu'il ne faut pas confondre avec la transpiration, laquelle tarde même assez souvent de se produire d'une manière bien franche chez quelques malades ; la face se colore, les veines se gonflent, la circulation s'active ; il y a une véritable hypérémie.

La seconde, celle des gaz, se traduit par des phénomènes d'un autre ordre. La raréfaction de l'air atmosphérique, sa moindre oxygénation rend presque aussitôt la respiration plus large, plus précipitée ; chez quelques personnes même, il y a une véritable oppression, de l'angoisse. Ces phénomènes sont très variables, suivant le sujet ou même les dispositions du malade.

Le tissu cutané éprouve aussi lui-même l'action des substances gazeuses. Il devient plus souple, plus doux, plus onctueux au toucher.

La douche produit les mêmes effets, à cela près qu'ils sont plus énergiques, et sont suivis d'une réaction plus marquée sur les divers systèmes de l'économie. A l'action de l'étuve elle joint celle du massage, elle stimule plus vivement la peau et les réseaux capillaires, elle s'adresse plus directement aux organes de la sensibilité, qu'elle va quelquefois réveiller jusque dans les profondeurs des tissus. L'une et l'autre, enfin, ont une action commune dans le surcroît d'activité qu'elles impriment aux organes sécrétoires et excrétoires par les sueurs abondantes qu'elles provoquent, par les crises qu'elles déterminent. La douche s'adressant plus spécialement à la peau, a par le fait une action plus locale; l'étuve agit mieux sur l'ensemble par l'absorption des gaz et par la stimulation plus uniforme de la thermalité.

DU BAIN

L'action physiologique du bain est soumise à plusieurs causes principales : l'absorption cutanée, la température, la durée. La première est jusqu'à un certain point liée à la seconde, parce que la température modifie d'une manière sensible les fonctions de la peau.

La température est le fait capital des bains ; c'est d'elle surtout que dépendent les effets physiologiques qu'ils peuvent produire.

Une sensation vive et brusque, résultat de l'appel énergique qui se fait à la peau au détriment des organes internes, une gêne immédiate de la transpiration qui s'accélère bientôt et imprime son activité au torrent circulatoire, la turgescence des vaisseaux, une congestion manifeste vers l'encéphale s'annonçant par une rougeur extrême de la face, une propension au sommeil, tel est l'ensemble des phénomènes que produit le *bain chaud*. On comprend aisément qu'il ne peut être administré qu'avec une grande réserve, et qu'on ne pourrait se soumettre impunément à son action répétée. Ce bain peut être partiel ou général. On l'emploie quelquefois après la douche, et sa durée est toujours très courte.

Le bain tempéré diffère essentiellement du bain chaud. Suivant les degrés de température auxquels on l'emploie, il peut avoir des effets sédatifs, émollients, toniques.

Au lieu de la sensation pénible du bain

chaud, il procure, quand on y entre, un sentiment de bien-être, il assouplit la peau, repose les membres, calme les sens et les impressions du cerveau, en imprimant au pouls une marche moins rapide.

Si l'on y joint la gymnastique, et qu'on le prenne dans les bassins de natation, le bain devient un agent tonique précieux, et il est facile de prévoir tout ce qu'on peut en attendre chez des sujets à complexion molle et lymphatique, chez de jeunes enfants dont la vitalité est languissante. Les jeunes filles chez qui le développement de la puberté se fait trop attendre, les enfants prédisposés aux déviations de la taille, s'en trouvent à merveille; c'est pour eux une médication héroïque. La durée du bain doit être proportionnée à l'état du malade, à la nature de ses maux.

SALLE D'ASPIRATION

Depuis quelques années, l'attention des médecins qui font une étude sérieuse de la science hydrologique, s'est portée d'une manière toute spéciale sur l'action des vapeurs d'eaû minérale. Plusieurs établissements thermaux se sont acquis une juste célébrité par l'heureuse application qu'ils en ont faite. *Amélie-les-Bains*, le *Vernet*, le *Mont-d'Or-Allevard* ont donné un exemple bientôt suivi par d'autres, mais dont le résultat, à beaucoup près, n'a pas été le même partout. Aix ne pouvait rester en arrière de ce progrès; aussi s'est-on empressé d'y créer des salles d'inhalation du meilleur modèle.

L'existence de plusieurs des principes actifs contenus dans les eaux minérales ayant été démontrée avec la plus grande évidence par plusieurs médecins et de célèbres chimistes, leur action salutaire ne pouvait plus être douteuse, alors même que déjà l'expérience des phénomènes qui accompagnent ou suivent les effets de la vapeur des douches, des étuves et des bains, ne l'auraient fait pressentir depuis longtemps. On comprend aisément que, portées par l'absorption et les voies respiratoires dans le torrent de la circulation, elles peuvent y apporter des modifications puissantes. Ce mode d'action paraît du reste avoir été reconnu dès la plus haute antiquité. On raconte que les anciens allaient respirer la vapeur de certaines grottes et les émanations volcaniques du Vésuve. Les vestiges de leurs monuments, ceux d'Aix en particulier, qu'on peut voir dans la maison Chabert, nous montrent qu'ils étaient dans l'usage d'associer l'emploi de la vapeur et du bain.

L'utilité des inhalations médicamenteuses est un fait acquis à la science. Après Laennec, faisant tapisser de plantes marines les chambres des phtysiques, on fait aujourd'hui un usage constant de l'iode et du goudron pour saturer l'atmosphère de l'habitation de cette même catégorie de malades.

On n'est pas encore bien fixé sur les conditions les plus convenables à réunir pour obtenir une salle de respiration à la fois commode et salutaire, c'est-à-dire fournissant en quantité suffisante les gaz qu'on recherche, et ne dépassant pas une température déterminée égale à 20 ou 22° centigrades. L'écueil de ces sortes de salles respiratoires est leur degré de chaleur; plusieurs de celles qui ont été créées ces dernières années dans divers établissements, ressemblent plus à des étuves, à des *sudatorium* qu'à des salles de respiration. Les nôtres sont vastes, très aérées; la ventilation peut s'y faire sans difficulté, et l'on a tâché d'y éviter tous les inconvénients observés dans celles qui ont été faites avant elles. La vapeur s'échappe en divergeant, et comme elle tend toujours à monter, il en résulte que les couches les plus élevées sont plus chaudes et contiennent plus de vapeur d'eau que les couches inférieures. C'est pour ce motif qu'on établit autour de la salle une rangée de gradins par étage. L'élément actif de nos salles d'aspiration est le gaz hydrogène sulfuré, un des plus précieux agents thérapeutiques, beaucoup étudié, mais dont on est loin d'avoir pénétré complètement l'action intime dans toute son étendue. L'observation nous démontre qu'il agit d'une façon puissante dans les phlegmasies chroniques des muqueuses nasales, pharingiennes et pulmonaires. Il guérit ou améliore d'une manière rapide et presque constante les maux de gorge, les corysas, les catharres pulmonaires et l'asthme humide. Il diminue, chez quelques personnes, d'une manière très appréciable, la disposition qu'elles ont au rhume.

BOISSON

La boisson des eaux de nos sources constitue rarement un mode curatif exclusif; elle n'est le plus souvent qu'un adjuvant de la médication thermale. Prises en quantité convenable, elles stimulent légèrement les voies digestives, augmentent les sécrétions, rendent quelquefois l'appétit à des malades qui l'avaient perdu. Les eaux d'alun en particulier activent les fonctions des reins, et soulagent quelques malades atteints de gravelle, en favorisant ainsi l'expulsion d'une certaine quantité de graviers (1). Elles favorisent les sueurs et servent à porter dans l'économie les principes médicamenteux.

---

(1) On trouvera plus loin l'historique d'un résultat de ce genre fort remarquable.

CHAPITRE VII

Réflexions sur l'importance de la médication hydro-thermale.

La conséquence des phénomènes généraux que nous venons de rappeler d'une manière succincte, est évidemment l'importance majeure de la médication dont ils sont les instruments. Nous en signalerons une autre encore, d'où découle un principe général de thérapeutique non moins important et qu'un médecin prudent doit avoir toujours sous les yeux, c'est que l'application d'un remède, pour être vraiment utile, doit être subordonnée à sa valeur intrinsèque, à la maladie et au malade auquel il s'adresse.

Le remède thermal, loin d'échapper à cette loi générale, en requiert, au contraire, par sa variété d'action, une application plus particulière. Nous ne saurions trop insister sur ce fait, parce qu'il est de la plus haute importance : ce n'est pas un *remède* seulement, comme nous le verrons bientôt, c'est une *médication* multiple qui peut devenir, dans les mains de celui qui sait s'en servir, *excitante, hypercrinique, irritante, tonique, sédative, altérante, perturbatrice, etc.* C'est en tenant compte de tous les éléments de cette médication, que l'on pourra mieux se rendre raison de la constance de certains résultats uniformes prouvant ainsi une action presque spécifique de la variété des effets produits dans d'autres circonstances, et la possibilité de l'adapter à des états, divers en apparence ou en réalité.

L'art du médecin des eaux consistera donc à en faire, suivant le principe rappelé plus haut, une application appropriée aux conditions du mal et du malade.

Il devra avoir sans cesse présentes à l'esprit les idiosyncrasies, les prédispositions morbides, les circonstances passées, souvent très importantes à connaître, puisqu'il y a des malades qu'il faut bien se garder de guérir....

On sait que la plupart des maladies chroniques portent avec elles le caractère d'un état général asthénique des fonctions, d'une torpeur des actes organiques, d'un appauvrissement du sang très prononcé.... Cela nous explique pourquoi l'action tonique presque reconstitutive des douches ou des bains, unie à l'action excitante de la thermalité, est si utile dans un grand nombre de maladies. « Les « eaux, dit M. Patissier, agissent surtout en « imprimant aux maladies chroniques un état « légèrement aigu qui réveille les organes « engourdis, augmente les sécrétions et favo- « rise des crises salutaires. » M. Marchand a dit au même sujet : « Les malades doivent « être avertis que leur maladie ne guérit le « plus souvent qu'en passant de l'état chroni- « que à l'état aigu, et que ce changement est « signalé par une augmentation, un retour « des douleurs, ou des éruptions dont ils « viennent chercher la guérison. » En effet, la plupart des malades soumis au traitement thermal éprouvent, au bout de quelques jours, un peu d'excitation, du malaise, de la fatigue ; chez les uns, et cela dépend beaucoup du mode de médication employé, cet état fait place, au bout de quelques jours, à un sentiment de bien-être, de calme, qui dure plus ou moins pendant et après la cure ; chez d'autres moins favorisés, l'excitation, une fois établie, est franche, continue, et persiste même souvent longtemps après le départ des eaux. Quelquefois même, ainsi qu'on l'a fait remarquer, cette sorte de fièvre thermale reparaît pendant un certain temps aux heures où elle avait coutume de se produire, ou bien même des poussées consécutives se font sentir ; des exanthèmes critiques se produisent tardivement à la peau.

Un des effets les plus avantageux de cette action générale des eaux se rapporte aux phénomènes diathésiques ; à ce point de vue, elles remplissent un double rôle. Elles décèlent l'existence quelquefois soupçonnée, souvent méconnue de quelque diathèse latente, dartreuse, rhumatismale, goutteuse, syphilitique, scrofuleuse ou autre. Elles modifient, altèrent ou neutralisent la cause morbide, et rappellent ainsi au type normal une fonction pervertie, affaiblie ou lésée. L'importance de ce double rôle sera bien plus sensible encore si l'on se rappelle que la cause qui entretient une maladie chronique est presque toujours une exagération physiologique d'un tempérament ou une affection diathésique héréditaire ou acquise....

Nous avons dit que c'était par les modes toniques et excitants que notre médication thermale combattait directement l'affaiblissement des fonctions générales et de l'appauvrissement des molécules sanguines, si fréquent dans la plupart des maladies chroniques. Hâtons-nous d'ajouter que ce n'est pas le seul rôle qu'elles aient à remplir, quoiqu'il soit le plus important. Qu'on ne pense pas qu'il suffise, dans toutes les maladies chroniques, d'exciter une fièvre plus ou moins intense, et que l'on aura de la sorte raison de la maladie.

Si, à côté de l'excitant thermal, on n'avait un *modificateur* spécial ou spécifique, il est incontestable que souvent on nuirait plus qu'on ne serait utile. Il y a des circonstances où le mode altérant doit être mis plus spécialement en action. S'il y a dans bien des cas indication d'exciter, dans certaines affections scrofuleuses par exemple, il y a indication bien plus précise encore d'introduire dans l'économie un agent spécial, de l'approprier plutôt à la nature de la cause morbide qu'aux désordres qui en résultent. Il semblerait que, s'il existe un état pathologique auquel la médication excitante doive avant tout convenir, ce devrait être la scrofule, et cependant on sait tout ce qu'elle doit aux secours des altérants par excellence, l'iode, le soufre, etc.

C'est dans des cas de ce genre que les eaux de *Challes* et de *Marlioz*, associées au traitement thermal, nous rendent d'importants services. Nous avons alors à notre aide non plus de simples agents d'excitation, mais bien des modificateurs puissants des liquides et des solides.

Nous terminerons cet article en faisant observer que, pour trouver un état morbide qui paraisse ne consister que dans une *asthénie* simple et n'offrant pas, selon l'expression de M. Trousseau, *d'autre objet à la médication*, il faut le chercher dans cet état particulier que M. Patissier décrit en ces termes :

« C'est dans ces états de langueur, d'épui-
« sement, de douleurs lentes ou aiguës qui
« effleurent tous les organes sans constituer
« une maladie distincte; c'est dans ces cas
« morbides obscurs, fruits d'une civilisation
« raffinée et s'aggravant par les remèdes, que
« les eaux sont avantageuses en provoquant
« dans l'organisme une réaction favorable.

CHAPITRE VIII

Nomenclature des maladies traitées par les eaux d'Aix en Savoie.

Les maladies qu'on peut combattre avec avantage par les eaux d'Aix sont de divers ordres, et se rapportent à plusieurs principes morbides généraux.

Nous les classons ici d'après leur ordre de fréquence :

1° *Affections rhumatismales, d'espèces diverses, des membres ou des viscères.* Rhumatisme articulaire, goutteux, vague, erratique, localisé, lumbago, sciatique, raideur des muscles, des articulations, contracture des membres, tumeurs gommeuses, névroses et névralgies rhumatismales, etc.

2° *Affections lymphatiques et scrofuleuses.* Maladies chroniques du périoste ; des os ; des articulations, tumeurs blanches, hydarthroses, ankiloses, caries ; coxalgie ; rachitisme ; déviation de l'épine ; certains œdèmes et empâtements du tissu cellulaire ; ecthyma ; engorgement des glandes de toute espèce ;

retard dans le développement de la puberté ; Blépharites, ophtalmie et ganglionites scrofuleuses.

3° *Affections syphilitiques secondaires et tertiaires, et les maladies résultant de l'abus des mercuriaux.*

4° *Maladies chroniques de la peau.* Dartres pustuleuses et autres, croûtes laiteuses ou porrigo, prurigo-mitis, lichen, pemphygus chronique, psoriasis, pytiriasis, gale invétérée eczèma chronique, impétigo, etc.

5° *Affections catarrhales chroniques.* Bronchorrée, leucorrhée, asthme humide, catarrhe urétral, vaginal, utérin, etc.

6° *Engorgements chroniques des viscères abdominaux.* Ceux du foie, de la rate, du mésentère, de l'utérus, de la prostate, etc., avec ou sans altération de parenchyme, inflammation chronique des membranes muqueuses de la bouche, du tube intestinal, du rectum, de l'urètre, du vagin, des bronches, etc.

7° *Affections traumatiques liées ou non à un principe rhumatismal, goutteux, etc., ou à diverses métastases.* Suites de blessures, de plaies d'armes à feu et autres, cicatrices vicieuses, rétractions tendineuses, trajets fistuleux, corps étrangers dans les tissus, esquilles ou autres, ulcères atoniques, engorgement des glandes du sein par suite de coup, impotence des mains, certaines paralysies locales produites par le froid ou par quelque violence extérieure.

8° *Affections nerveuses.* Névroses diverses idiopathiques ou dépendantes de quelque principe morbide, hystérie, cardialgie, coliques nerveuses, crampes, céphalalgie opiniâtre, toux spasmodique, hoquet convulsif, certaines palpitations, tremblement des membres; débilité générale par défaut d'innervation, certaines maladies de la moelle épinière accompagnées de faiblesse, de torpidité, certaines paralysies des membres ou des extrémités, maladies des organes de la reproduction résultant d'une surexcitation nerveuse, engorgement de l'utérus, pâles couleurs, disposition à l'avortement, disménorrhée, stérilité, etc.

CHAPITRE IX

Le remède thermo-minéral.

Voilà, certes, des maladies bien nombreuses et bien diverses ; aussi est-il naturel de se demander comment on peut espérer les guérir avec un *seul remède, l'eau thermale*. On verra bientôt, par l'exposé qui va suivre, que le *remède* n'est pas *au-dessous du mal.*

Après les éclaircissements donnés par la théorie, viendra la sanction de l'expérience. Des faits nombreux et avérés donneront, nous osons l'espérer, des preuves irrécusables de l'efficacité des eaux d'Aix dans les diverses espèces morbides que nous avons mentionnées.

Du reste, ce qui peut surprendre au premier aspect les gens du monde, n'étonnera point un homme de l'art, qui réduira bien vite et sans effort, dans son esprit, cette nombreuse variété de maux à trois ou quatre familles principales. C'est ce qu'observe aussi fort judicieusement notre estimable confrère, M. le docteur Blanc, dans son intéressante notice intitulée : *Rapport sur les eaux minérales d'Aix en Savoie pour l'année* 1855. C'est qu'en effet, au point de vue de la thérapeutique minéro-thermale, il faut en général moins se préoccuper du siége du mal, de l'organe souffrant, que de la nature du principe auquel on peut rationnellement le rapporter. S'il y a, et c'est incontestable, des états morbides liés à un appareil, à un organe, il n'est pas moins évident que dans un grand nombre de cas, l'organisme, dans son ensemble, est intéressé dans l'état pathologique. Il importe au plus haut degré d'avoir égard aux aptitudes diathésiques, héréditaires des malades qui viennent se confier à nos soins. Elles nous donnent raison des maladies chroniques diverses dont ils sont affectés, et nous expliquent plus clairement leurs associations morbides, leur variété. En dehors de ces principes, qui peuvent seuls restituer aux faits cliniques soumis à notre observation leur valeur et leur signification véritable, en dehors de cette interprétation il ne peut y avoir que confusion, erreur et empirisme. Pour nous donc, le rhumatisme, les scrofules et ce que nous appelons, à l'instar de M. Fontan, l'*herpétisme*, renferment en substance la grande majorité des maladies qui composent notre nomenclature. Elles peuvent, à elles seules, suffire à en donner l'interprétation.

Notre cadre nosologique étant ainsi restreint à ses plus étroites limites, nous allons maintenant établir, pour ne pas perdre de vue notre point de départ, comment notre *seul remède* est bien loin d'être une *seule médication,* qu'elle est au contraire multiple et très variée.

En effet, nos deux sources minéro-thermales, aidées surtout de nos deux puissants auxiliaires, les eaux de *Challes* et de *Marlioz,* mettent dans nos mains une médication que nous pouvons varier presque à l'infini par leur mode d'emploi. Nous dirons avec un vieil adage : *les bons médecins font les bonnes eaux ;* car leur puissance curative n'est pas moins subordonnée à la juste application qu'on en fait qu'à leurs vertus intrinsèques.

Cette médication, nous pouvons la rendre, suivant les indications, tantôt *excitante, révulsive, dérivative,* déterminant dans l'économie une espèce de révolution analogue à celle des âges critiques, si remarquables par leurs résultats thérapeutiques; tantôt *déprimante, sédative,* pour combattre certains éréthismes nerveux, certaines névralgies idiopatiques ou liées à quelque autre principe morbide; presque *antispasmodique,* comme l'a observé M. le professeur Pétrequin (1), dans un cas de tic palpébral; *perturbatrice,* dans bon nombre de névralgies; tantôt *spoliative, dépurative,* si l'on considère l'influence qu'exercent ces eaux sur la peau, les reins et les muqueuses, action surtout efficace dans les scrofules, les restes de syphilis et les maladies humorales; nous les voyons quelquefois devenir *critiques* dans quelques dermatoses, certaines névropathies; souvent *toniques, résolutives* et au plus haut degré, dans les engorgements lymphatiques, certains ravages de la scrofule et dans plusieurs maladies des os. Nous pensons qu'il faut surtout attribuer ces dernières vertus presque spéciales, comme le dit M. Pétrequin (ouvrage cité), à la présence de l'iodure alcalin que la chimie y révèle. — En faisant la part des gaz que l'on respire, des principes

(1) Recherches sur l'action des Eaux minérales d'Aix en Savoie dans les maladies des yeux.

sulfureux qui sont absorbés, de l'iode qui s'y trouve et de certains résultats thérapeutiques qui arrivent presque sans crise et déterminent cependant de profondes modifications dans l'économie, il nous semble impossible de ne pas admettre quelquefois dans l'action des eaux d'Aix, seules ou combinées, quelque chose d'analogue à la médication *altérante*, qui, sans produire d'effets immédiats sensibles, modifient d'une manière persistante la nature du sang et des humeurs diverses. C'est là, nous le pensons, le secret de leur action dans l'étisie *dartreuse, scrofuleuse, rhumatismale,* etc.

Un des principaux phénomènes résultant de l'action des eaux d'Aix se rapporte à la médication *stimulante*, qui convient plus particulièrement dans la plupart des lésions chroniques. Dans ce cas, la guérison s'opère par un surcroît de vitalité de l'organisme qui modifie à la fois sa structure et sa physiologie. Souvent, on le sait, la guérison d'une maladie locale est beaucoup moins la conséquence de l'action directe des eaux sur la partie malade, que du surcroît d'activité imprimé par elles à l'économie tout entière. Cependant, il est bon d'observer que ce n'est pas seulement en réveillant l'inflammation chronique à laquelle un organe est en proie, que les eaux en triomphent, car ce moyen serait souvent insuffisant. C'est la variété et l'étendue des ressources de notre traitement hydro-thermal qui expliquent à la fois la diversité des modes de guérison et la multiplicité des indications qu'il peut remplir. Si l'on tient compte des différentes circonstances de température, de minéralisation, de l'emploi topique du remède, et autres encore, l'on arrive à conclure que cette action est complexe, ainsi que l'indiquent évidemment les nombreuses dénominations énoncées précédemment, quoiqu'elles puissent se réduire à deux chefs essentiels : action *physique* ou *dynamique*, action *chimico-physiologique*.

CHAPITRE X

Action dynamique des eaux.

Un savant chimiste, Anglada, qui a fait des

recherches très intéressantes sur les eaux sulfureuses, avait reconnu depuis longtemps toute l'importance de l'action purement physique de l'eau minérale sur l'économie. « Les « aptitudes de l'eau elle-même, dit-il, n'occu« pent-elles pas une assez grande place, et « ont-elles été évaluées jusqu'ici aussi soi« gneusement qu'elles méritaient de l'être?

« Considérée comme agent thérapeutique, « l'eau seule, aidée de certaines températu« res, produit des effets médicinaux si divers, « qu'on peut se promettre de trouver en elle « *une foule de médicaments différents*. La ma« tière médicale n'offre, sous ce rapport, rien « qui puisse lui être assimilé. — Protée médi« cinal, l'eau se reproduit, avec de nouvelles « vertus, dans toutes les familles de médica« ments; par elle, on produit des effets *émol« lients, tempérants, toniques, astringents, stu« péfiants, antispasmodiques, rubéfiants, diu« rétiques, etc.* Pour transformer ainsi ces « modes d'efficacité, il suffit de varier les tem« pératures et de l'employer tiède, froide, à « l'état de glace, ou dotée de température « chaude plus ou moins élevée. »

Nous venons de voir ce que pensait Anglada

de l'action physique de l'eau simple sur l'économie de l'homme; oserons-nous dire, après lui, ce que nous pensons nous-même de l'action semblable de nos eaux minéro-thermales? — Par leurs divers modes d'emploi, boissons, douches, bains, étuves, salles respiratoires, elles pénètrent les tissus de l'économie. Absorbées par la surface cutanée, par les vaisseaux veineux, par la voie respiratoire, sous la forme des gaz qu'elles dégagent, elles passent dans le sang, le délaient, le fluidifient, pour ainsi dire. Elles le font couler plus librement, pénètrent avec lui dans l'intérieur des organes, dissolvent les substances hétérogènes, morbides qui s'y trouvent, et les entraînent au dehors par toutes les voies excrétoires; chez quelques-uns, par le canal intestinal, les reins et la vessie; chez d'autres, par la peau, sous formes de sueurs abondantes, d'éruptions ou même par l'expectoration. Leur température élevée accroît souvent leurs propriétés dissolvantes dans les reliquats de syphilis, par exemple, qui se trouvent généralement très bien des douches et vapeurs dites d'*enfer*. Elle active la circulation, détermine à la peau une irritation particulière qui se traduit par des éruptions, des exanthèmes souvent critiques, et produit ainsi une dérivation très utile dans un grand nombre de maladies. — Ce qu'on appelle aux eaux la *poussée* est un effet de ce genre; chez nous, elle n'est pas commune à tous les malades, et rarement aussi elle est critique, quoiqu'elle soit le signe d'une action favorable des eaux sur les baigneurs, qui doivent alors user de précautions toutes spéciales pour éviter de fatales répercussions par les refroidissements.

La douche, surtout comme on l'administre à Aix, avec un massage et des frictions plus ou moins énergiques sous le jet puissant d'un torrent d'eau, offre un exemple important de l'action physique. Elle opère une sorte de pétrissage des fibres musculaires, leur rend la souplesse, y fait circuler une vie nouvelle en favorisant la pénétration du liquide dans les dernières ramifications des tissus. Par elle, par la puissance de propulsion, par la facilité que nous avons d'en varier les températures, la direction, par des contradictions ou dilatations successives, on produit à volonté des réactions plus ou moins intenses, des effets divers et précieux.

Il nous paraît donc évident que l'action physique de nos eaux suffit déjà à elle seule pour produire des modifications importantes dans l'état particulier du sang, la constitution des tissus vivants, qu'elle peut, en un mot, déterminer un changement notable dans l'état intime des humeurs et des solides. On peut dire, avec M. Herpin, de Metz, dans son intéressant travail sur les eaux minérales, « que toutes « les parties du corps réparent sous cette « influence tout leur matériel, et se nourris- « sent d'après une méthode plus profitable. » L'importance de l'action physique de nos eaux ressort avec la plus grande évidence d'un autre ordre de faits bien dignes de fixer l'attention des médecins, qui font une étude sérieuse de la médication hydro-thermale. Je veux parler de cette particularité déjà signalée par plusieurs de ceux qui ont écrit sur les eaux, la similitude apparente d'actions de quelques-unes de celles qui diffèrent le plus sous le rapport de la nature des éléments minéralisateurs. En effet, si l'on parcourt la nomenclature des maladies qu'on traite avec le plus de succès dans bon nombre d'établissements thermaux, on voit qu'à peu de chose près elle est presque toujours la même, malgré le peu de ressemblance de leur composition chimique. Ce fait avait frappé dès longtemps un des hommes qui font autorité dans la science hydrologique. Théophile Bordeu s'exprimait ainsi à ce sujet : « On ignore pourquoi les maladies qui paraissent être les « mêmes guérissent quelquefois par toutes « nos eaux indistinctement; cela viendrait-il « d'une propriété qui leur est commune à « toutes, ou du caractère tellement bénin des « maladies que tout remède, pour ainsi dire, « pourrait les guérir? » Oui, evidemment, les eaux thermales ont une action qui leur est commune, et c'est pour nous la clé des bons effets que grand nombre d'entre elles, même les plus disparates, ont sur les mêmes maladies. « Ainsi s'expliquent très clairement, « ce nous semble, dit M. le docteur Herpin, « de Metz, les effets si étonnants, les guéri- « sons presque miraculeuses, et bien avérées « cependant, opérées par les eaux minérales. »

En effet, il est des guérisons qu'avec la meilleure volonté du monde on ne peut expliquer par l'action spéciale des principes minéralisateurs. « A défaut d'explications suf-

« fisantes, ajoute M. Herpin, on a taxé d'exa-
« gération les cures remarquables, souvent
« merveilleuses, citées par les médecins des
« eaux, sous la direction desquels elles se
« sont produites. » Assurément, ce système de dénégations n'est pas acceptable lorsque les faits parlent si haut; mieux vaut plus de bonne foi et se rendre à l'évidence. Ne voit-on pas du reste, tous les jours, dans la médecine ordinaire, des cures étonnantes s'opérant en dehors de toutes prévisions, et dont le secret reste un mystère pour le médecin consciencieux? Connaissons-nous donc si parfaitement le mécanisme thérapeutique de tous les agents médicamenteux, que nous ayons le droit de tant exiger? Est-il bien prouvé, par exemple, pour tout le monde médical, que le sulfate de quinine n'agit, comme le prétendent certains médecins chimistes, pas autrement qu'*en laissant précipiter par les alcalis du sang sa quinine insoluble, qui va, bientôt après, obstruer les vaisseaux capillaires, entraver et ralentir le cours du sang*? Ne voyons-nous pas, depuis quelques années, les médecins les plus célèbres et les plus rationnels user, pour guérir la sciatique, d'un moyen certainement

empirique, la cautérisation de l'oreille? Mais est-ce à dire que nous voulions invoquer cette action quelquefois inconnue, presque mystérieuse, comme le mode habituel de faire du *remède*, de nos eaux, que nous voulions appeler à notre aide pour *excuser* nos cures, ce *divinum quid*, cette vertu merveilleuse, cachée selon quelques-uns dans les eaux minérales? Non, certes, et cela n'est pas nécessaire; car s'il est quelques cas isolés qui échappent à l'application des principes que nous avons posés, on est obligé de convenir qu'ils sont assez rares et qu'ils constituent l'exception plutôt que la règle. On est aujourd'hui peu disposé, et l'on a raison, après les progrès qu'ont faits les sciences naturelles, à faire une part sérieuse aux substances impondérables, impalpables, à l'*action tutélaire de la nymphe des eaux*. Sous ce rapport, le scepticisme du siècle me paraît être dans le vrai, à la condition, toutefois, qu'il ne niera pas des faits incontestables, par le seul motif qu'il ne peut les expliquer. J'aurai moi-même l'occasion de citer bientôt plusieurs histoires de malades guéris contre toutes prévisions, et pour lesquels on pourrait être embarrassé de trouver, dans le nombreux arsenal des divers modes de médication dont nous avons parlé, le mécanisme de leur cure.

En attendant que la chimie nous dise son dernier mot et qu'elle puisse ainsi (ce qui pourrait bien peut-être ne pas arriver de sitôt) satisfaire les plus exigeants ; en attendant qu'elle puisse nous dire s'il n'y a pas quelques combinaisons particulières inconnues dans les laboratoires parmi tous ces principes, tous ces agrégats contenus dans les eaux minérales et qui augmentent ainsi leur action sur l'économie; en attendant qu'elle puisse nous dire la juste part qu'il faut faire aux principes électriques, magnétiques ou galvaniques, passons à l'examen de l'action de nos eaux sous le rapport chimico-physiologique.

CHAPITRE XI

Action chimico-physiologique des eaux.

Les principes minéralisateurs jouent, à n'en pas douter, un grand rôle dans la cure ; et s'il n'en était pas ainsi, les douches et les bains de vapeur domestiques pourraient partout remplacer les eaux minérales. On sait que pour rendre les eaux naturelles efficaces, on a l'habitude de les aromatiser, de les faire véhicules d'agents spéciaux et divers, suivant la nature du mal à combattre. Il est impossible de contester l'action importante des principes salins qui se trouvent dans nos deux sources sous la forme de sulfate, de carbonate, de chlorure, de phosphate, et à plus forte raison dans celles de Challes et de Marlioz, devenues, comme nous l'avons déjà rappelé, nos auxiliaires incessants. M. Pétrequin, qui a fait une étude sérieuse de nos eaux, observe, en parlant d'elles, combien les eaux thermales salines sont puissantes dans les affections rhumatismales, nerveuses, paralytiques ; et sous ce rapport, ajoute-t-il dans la notice que nous avons déjà citée, la richesse des eaux minérales d'Aix leur assigne une place de premier ordre dans cette catégorie. Nous ajouterons que les chlorures et les iodures qu'elles contiennent sont des modificateurs énergiques plus spécialement appropriés aux formes graves de la scrofule ; ils excitent le système lymphatique et glandulaire, et améliorent la nature de leurs sécrétions. Les sulfates agissent d'une manière plus spéciale sur les organes et les viscères de l'abdomen ; ils agissent aussi sur le système utérin, ils excitent et provoquent la menstruation. Le gaz acide sulfhydrique, le soufre, sont des excitants généraux ; ils augmentent les sécrétions muqueuses et particulièrement les sécrétions bronchiques, cutanées, rénales, ce qui les rend utiles dans certaines affections catharrales, certains engorgements, surtout contre les affections herpétiques. Ils sont également utiles dans les affections goutteuses et rhumatismales, soit parce que ces substances ont une action spécifique sur le système dermoïde, soit parce qu'elles donnent aux fonctions perspiratoires une plus grande activité. Les carbonates corrigent l'excès d'acidités anormales, ils agissent comme altérants et stimulent les organes sécréteurs de l'urine.

L'action sédative des gaz que renferment les eaux, due en grande partie sans doute au gaz azote, explique les effets calmants qu'elles produisent chez certains asthmatiques et dans bon nombre d'irritations de la gorge qui menaçaient de dégénérer en phthisie laryngée.

On voit par ces données que, si nous avons fait une large part à l'action dynamique de notre *remède*, nous ne la faisons ni moins grande ni moins bonne à celle de l'agent minéralisateur, à l'action chimico-physiologique. — Qu'on n'aille pas croire cependant que nous pensions trouver d'une manière absolue, dans la présence des principes que l'analyse chimique révèle dans nos eaux, la clé du mécanisme de leur action curative. Il n'est pas douteux qu'il faille tenir compte d'une foule de circonstances accessoires qui peuvent exercer une très grande influence sur leur activité. Les combinaisons nouvelles, les décompositions, ainsi que les réactions qui ont lieu entre les divers principes minéralisateurs des eaux, lorsqu'elles sont introduites dans l'intérieur de nos organes, sont loin d'être indifférentes. Aussi est-ce avec raison que M. Patissier a pu dire, en parlant de l'action que les éléments actifs des eaux minérales exercent sur l'économie, « que ces divers « principes agissent mêlés, combinés, tels « que la nature les a réunis, et que de leur « action réciproque doit nécessairement ré-

« sulter une action médicatrice différente de « celle que chacun possède dans son état « distinctif et isolé. » Disons en thèse générale que l'action thérapeutique des eaux minérales est très analogue à celle qu'exercent sur l'économie les principes médicamenteux qui dominent dans chacune d'elles, mais que leurs effets salutaires sont loin d'être toujours en raison directe des proportions de leurs principes actifs. Il me suffira, pour établir ce que j'avance, de rappeler que les eaux sulfureuses agissent, sans aucun doute, bien autrement que ne le ferait dans les mêmes proportions le sulfure de *sodium* ou l'acide sulfhydrique qu'on y rencontre.

On sait que, pour les eaux ferrugineuses, ce phénomène de la différence d'action de l'agent *naturel* et de la préparation martiale pharmaceutique est bien plus sensible encore.

Et en dehors de la médication thermale, est-il moins évident que l'action des agents officinaux dépend souvent bien plus de leurs combinaisons habiles et opportunes que de leurs doses particulières plus ou moins considérables?

« On s'est demandé bien souvent, dit M.

« Filhol, pourquoi les eaux sulfureuses arti-« ficielles ne produisent pas, à beaucoup près, « les mêmes effets que les eaux naturelles. La « raison en est pourtant bien simple, car rien « ne ressemble moins au liquide sulfureux « préparé par la nature que ces bains artifi-« ciels ou ces boissons dans lesquels on « n'introduit ni la silice, ni les sulfates, ni la « matière organique qui existe dans les eaux « naturelles. » On trouve dans la plupart des publications qui ont été faites sur les eaux sulfureuses cette même pensée : Si une bonne part de l'action bienfaisante des eaux sulfureuses naturelles ne revenait pas à cette matière organique? « Il y aurait, dit Bordeu, « beaucoup de recherches à faire par rapport « à ces glaires, le temps nous apprendra beau-« coup. »

Cette matière glaireuse, comme l'appelait Anglada, appelée aujourd'hui barégine, glairine, sulfuraire, paraît être, d'après les divers travaux qui en ont été l'objet, une substance végéto-animale, résultat, suivant les uns, de la décomposition des végétaux, des conferves, etc., etc. ; selon d'autres, cette substance provient du lavage, du lessivage, par les eaux thermales, des tourbes, des couches de débris organiques, fossiles enfouis dans le sein de la terre par suite des bouleversements et des cataclysmes qu'elle a subis. D'autres encore pensent que cette substance animalisée serait due à la présence d'animalcules qui fourmillent par millards dans les eaux minérales. Enfin M. Filhol pense que cette matière organique est prise à la surface du sol par les eaux minérales qui l'entraînent dans les profondeurs de la terre et la ramènent ensuite avec elles à la surface. Cette substance, qui est plus particulièrement abondante dans notre source dite *de soufre,* est grisâtre, translucide, onctueuse, grasse au toucher, comme gélatineuse. M. le docteur Fontan, qui a fait des études très intéressantes sur cette matière, les a consignées avec beaucoup de détails dans son intéressant ouvrage intitulé : *Recherches sur les Eaux minérales des Pyrénées, de l'Allemagne, de la Belgique, de la Suisse et de la Savoie.* On peut voir également dans l'ouvrage de M. Filhol sur les Eaux minérales des Pyrénées, des renseignements précieux sur la même matière. Quoi qu'il en soit des diverses opinions émises à ce sujet, il paraît encore très difficile de pouvoir désigner le rôle précis que joue la *matière organique* d'un grand nombre de sources dans leur action curative, quoique l'analyse y ait déjà révélé plusieurs principes actifs, l'iode entre autres, signalé par M. Filhol.

CHAPITRE XII

Pourquoi le résultat favorable de la cure n'est pas le plus souvent immédiat.

Nous voulons, avant de passer à un autre ordre de choses, prévenir une objection qu'on nous fait tous les jours, et donner ainsi d'avance satisfaction à ceux dans l'esprit desquels elle pourrait naître. — Si vos eaux étaient un *remède* aussi actif, aussi efficace que vous semblez le prétendre, nous disent à chaque instant les gens du monde, bon nombre de nos clients, pourquoi ne pouvez-vous souvent nous promettre notre guérison que longtemps après la cure?

Sans doute, des malades justement impatients de guérir et tout-à-fait étrangers aux lois de la physiologie et de la thérapeutique, sont bien excusables de nous parler ainsi ; nous leur répondrons, pour nous mettre à leur portée, que toute maladie, purement *locale*, qui n'est sous la dépendance médiate ou immédiate, prochaine ou éloignée d'aucune influence maladive générale, de ce que nous appelons, en style médical, *diathèse*, pourra être promptement modifiée par l'usage des eaux. Il n'en sera pas de même dans les maladies chroniques qui ont élu domicile dans l'économie ; l'action doit être alors nécessairement plus lente, parce qu'il faut pour ainsi dire reconstituer l'organisme profondément vicié par le mal. Après s'être débarrassé des produits viciés morbifiques, nuisibles, il faut que l'économie se reconstitue, qu'il se forme, selon l'expression de M. Herpin, un nouveau sang, une chair nouvelle. On comprendra qu'un pareil travail ne puisse s'opérer en quelques jours. Dans ce cas, la cure ne fait en quelque sorte qu'apporter les matériaux, les éléments de la guérison, lesquels s'élaborent sous l'influence vitale, modifient les sécrétions, les corrigent dans ce qu'elles ont de mauvais, pour ramener lentement l'organisme à son état normal. On sait que dans les maladies graves le retour à la santé est presque toujours précédé par des phénomènes appelés *critiques* ; c'est une espèce de combat que la nature livre à la maladie. Quelque chose d'analogue se produit chez un grand nombre de nos malades; seulement, au lieu de ces efforts violents, quelquefois même dangereux, que fait spontanément la nature dans les maladies graves aiguës pour se débarrasser des principes morbides, les eaux arrivent aux mêmes résultats d'une manière insensible, sans secousse et sans effort; la guérison s'opère lentement, sans lutte sérieuse et sans danger pour les malades.

CHAPITRE XIII

Les Eaux minérales sont-elles un remède sérieux.

Les Eaux minérales sont-elles un *remède* sérieux qui guérisse par lui-même, par ses vertus propres, ou bien peut-on raisonnablement soutenir, comme n'ont pas craint de le faire quelques auteurs et comme on l'entend dire encore tous les jours dans le monde, que la distraction, le voyage, le changement d'habitudes et de régime, le séjour dans un air plus pur, sont les principales causes des guérisons qui s'opèrent dans la plupart des établissements thermaux ?.... Nous laisserons à un médecin qui moins que nous sera suspect de partialité, le soin de répondre à la première partie de cette question; l'autorité de sa parole ne laissera plus de doute dans aucun esprit : « J'ai toujours été fort incrédule, » dit M. Herpin, de Metz, dans son remarquable ouvrage intitulé : *Etudes médicales, scientifiques et statistiques sur les principales sources d'Eaux minérales de France, d'Angleterre et d'Allemagne ;* « j'ai toujours été fort incrédule « sur l'article des vertus merveilleuses attri- « buées aux eaux minérales; comment croire « en effet que quelques centigrammes de « chlorure, de sodium, de sulfate, de carbo- « nate, etc., etc., puissent produire les guéri- « sons extraordinaires que l'on nous annonce « si pompeusement tous les jours? — Com-

« bien de fois, ajoute M. Herpin, ne m'est-il
« pas arrivé de laisser tomber de mes mains,
« avec un sourire de pitié, ces Monographies
« balnéologiques où sont entassées une foule
« d'histoires de guérisons miraculeuses plus
« ou moins incroyables, où les différentes
« sources chacune à leur tour sont vantées
« comme une panacée universelle, comme un
« remède souverain contre presque toutes les
« maladies, etc., etc. » On ne pouvait être plus injustement sévère que M. Herpin dans son appréciation sur les vertus des eaux minérales; il en convient pleinement et tient un tout autre langage lorsque, après avoir mieux observé, avoir vu et touché, la lumière s'est faite en lui par l'évidence des faits; son esprit judicieux pouvait d'avance nous garantir ce résultat...

« Cependant, » dit-il, rendant hommage à la vérité, « est-il permis de supposer que les
« médecins qui ont écrit *de visu* sur les eaux
« minérales, qui se sont succédé depuis des
« siècles dans l'administration des Eaux, se
« soient tous abusés et trompés les uns après
« les autres, ou qu'ils se soient entendus en-
« semble pour propager le mensonge? Enfin,

« qu'il ne se soit pas trouvé un homme assez
« habile pour reconnaître l'erreur, assez hon-
« nête pour dévoiler l'imposture et proclamer
« la vérité? Peut-on admettre que les milliers
« de malades de tous les pays qui se rendent
« chaque année aux eaux, qui y retournent
« spontanément et *par reconnaissance*, se
« trompent et s'abusent eux-mêmes sur leur
« état? Enfin, peut-on révoquer en doute le
« témoignage des malades qui déclarent avoir
« été soulagés ou guéris par les eaux? J'ai
« donc pris la résolution d'aller voir par mes
« yeux, d'étudier et de vérifier les faits moi-
« même et sur les lieux, afin de savoir au
« juste à quoi m'en tenir sur les effets des
« eaux minérales. » — Et ailleurs : « Si je
« disais à un confrère : Je ne puis pas croire,
« en vérité, à tels ou tels faits que vous
« avez rapportés dans votre ouvrage, il y a là
« erreur évidente ou exagération de votre
« part! Et le confrère de me répondre : Venez
« avec moi, ou allez à tel ou tel endroit ;
« vous verrez, vous questionnerez vous-même
« le malade, et vous trouverez quelque chose
« de plus extraordinaire encore; cela était
« vrai. Quant aux médecins chargés de l'ins-

« pection ou de l'administration des eaux mi-
« nérales, j'ai rencontré chez eux non point
« des charlatans, comme on l'a dit, des
« ignares âpres à la curée; mais au con-
« traire chez tous, je dois le dire parce que
« cela est vrai, des hommes de sens et de
« savoir, des amis de la science et de l'huma-
« nité, souvent très capables et d'un mérite
« fort distingué. »

La réparation est complète, on le voit ; à mon avis, elle n'honore pas moins celui qui l'a faite en ces termes que ceux à qui elle était due.

Quant à la seconde partie de la question que nous nous sommes posée au commencement de ce chapitre, — la distraction, le voyage, le changement d'habitude et de régime, le séjour dans un air plus pur, ne sont-ils pas les principales causes des prétendues guérisons qui s'opèrent dans la plupart des établissements thermaux? — il est presque oiseux d'y répondre. Nous commencerons par ces mots de Cazaintre : « Lorsqu'on sait que
« les malades ne sont souvent envoyés aux
« établissements thermaux qu'en désespoir
« de cause, n'est-ce pas une chose remarqua-

« ble de voir guérir, sous l'influence du trai-
« tement thermal, les affections réputées in-
« curables? »

Il est certain que les médecins des Eaux, ceux d'Aix en particulier, ne songent nullement à révoquer en doute l'influence favorable que les diverses circonstances citées plus haut peuvent exercer sur plusieurs malades; mais il y a loin de là à une action *curative*. Si le changement d'air, le voyage, etc., etc., étaient la cause efficiente des cures opérées par les eaux, n'est-il pas évident que les gens de la localité n'en retireraient pas tout le bien qu'ils en éprouvent eux-mêmes lorsqu'ils en usent pour leur santé et qu'ils ne remplissent aucune des conditions qu'on prétendrait être seules utiles aux etrangers? Oui, nous le répétons, l'air, le climat, le régime, la distraction, sont utiles à plusieurs malades, souvent même, nous ne craignons pas de le dire, ces adjuvants sont indispensables. Tel malade qui ne guérira pas au sein d'une ville en suivant même la médication la plus rationnelle, la mieux appropriée à son état morbide, en éprouvera les bienfaits lorsqu'il cessera d'être soumis à l'empire des causes qui neutralisent, par leur influence délétère, tout le bien qu'il pourrait obtenir des remèdes dont il fatigue vainement son estomac. Est-ce à dire, encore une fois, que l'air seul et le climat aient opéré la cure? Mais alors on n'observerait jamais ces maladies chez ceux qui respirent cet air bienfaisant, qui vivent sous cet heureux climat!

On nous dit aussi quelquefois : « Nous connaissons plusieurs personnes à qui les médecins avaient conseillé vos Eaux et qui cependant n'ont point été guéries. » Nous ne prendrons pas la peine de répondre à une objection de cette sorte, qui ne peut être prise au sérieux, puisqu'il est bien prouvé que le quinquina lui-même n'a pas guéri tous les fiévreux. Nous en profiterons seulement pour faire une observation importante et sur laquelle on ne saurait trop fixer l'attention des malades et des médecins.

En général, on vient trop tard aux Eaux. Il est hors de doute qu'un grand nombre de ceux qui en ont besoin ne s'y rendent que lorsqu'ils ont épuisé sans succès chez eux toutes les ressources de la pharmacie et que la maladie est devenue incurable par les moyens ordinaires.

Cependant, si, malgré toutes ces circonstances défavorables, les eaux guérissent souvent d'une façon merveilleuse, que ne pourrait-on pas espérer d'un agent si précieux, s'il était employé à propos, avant que le mal ait eu le temps de pousser de profondes racines ou de produire des ravages presque irréparables dans l'économie ?

CHAPITRE XIV

De la durée de la cure.

Il y a pour beaucoup d'eaux minérales un temps à peu près invariable fixé pour la cure... Cet usage est-il rationnel ? Je n'hésite pas à répondre que non, et cependant il domine à Aix, comme ailleurs, comme dominent partout les abus.

Il existe tant de différences d'âge, de sexe, de constitution et de maladies, qu'on ne saurait évidemment assigner à toutes une règle uniforme. Un grand nombre de malades ont une fâcheuse tendance à vouloir, dès le jour de leur arrivée, connaître celui de leur départ. On veut prendre un certain nombre de douches et de bains, boire un certain nombre de verres d'eau, et l'on pense qu'on en a fait assez pour guérir. Quelques personnes même ne craignent pas de nous demander si, pour hâter leur cure, elles ne pourraient pas prendre plusieurs douches par jour. Nous citerons à ce propos un récit fort instructif du docteur Dacquin (1).

(1) Un curé des environs de la ville avait les extrémités inférieures œdémateuses, dont la cause était une humeur rhumatismale ancienne, contre laquelle il n'avait jamais fait que des remèdes insignifiants conseillés par des commères. Agé de près de 70 ans, sa démarche étant devenue difficile autant par son âge que par l'augmentation de l'enflure, il se décida à venir consulter : ce fut à moi qu'il s'adressa. L'exposé de sa maladie et le long temps dont il en était affecté, me firent juger que la douche des Eaux d'Aix lui serait salutaire en la prenant sur les parties enflées; mais, avant de passer à la douche, je lui conseillai de s'y préparer en mettant une fois par jour les deux jambes jusqu'aux genoux dans le bouillon. Si ses jambes désenflaient, il devait se purger aussitôt, une fois ou deux, avant de prendre la douche. En effet, le malade éprouva d'abord un grand soulagement du premier bouillon, l'enflure ayant sensiblement diminué; et mon curé, craignant la dépense, calcula qu'il serait bien plus tôt guéri si, au lieu d'une demi-heure de bouillon et d'une seule fois par jour, il y allait deux fois dans le jour et plus d'une

Cette déplorable tendance provient un peu de la faiblesse du médecin, qui cède parfois trop facilement aux exigences, aux fantaisies du malade, mais surtout de cette funeste habitude de vouloir faire ce qu'on sait avoir été fait par d'autres et leur avoir réussi. Parce que cela suffit dans certains cas, pour certaines personnes, il faut que cela suffise pour tout le monde; on veut de la santé, pourvu qu'elle ne se fasse pas trop attendre. On oublie que la nature ne saurait se plier au gré de nos caprices. C'est, du reste, une fausse économie de temps et d'argent. Pour n'avoir pas voulu d'abord consacrer à son traitement un temps

heure par fois. Son erreur faillit lui coûter la vie; car ses jambes, au bout de deux jours de son calcul, étant presque revenues à leur état naturel, et le malade ne jugeant pas la purgation nécessaire, se disposait le troisième jour à retourner au bouillon et à partir le lendemain pour rentrer chez lui, lorsque tout à coup il fut saisi d'une fièvre très forte, avec transport au cerveau et un délire des plus violents. Je fus aussitôt appelé, je partis en poste et je le trouvai dans cet état en arrivant à Aix. Des lavements et des vésicatoires rappelèrent aux jambes l'humeur qui s'était portée à la tête; mais il essuya une fièvre putride très longue qui, avec la convalescence, le retint à Aix pendant près de deux mois, et lui fit laisser aux Eaux plus de pistoles qu'il ne comptait en dépenser. (Dacquin, ouvrage cité.)

suffisant, il faut souvent y revenir plusieurs années de suite, et ce ne peut être qu'avec un détriment considérable. C'est un fait d'observation vulgaire en médecine, qu'un traitement incomplet nuit au malade et rend plus difficile la guérison définitive. Souvent on accuse les Eaux minérales, on maudit leur impuissance, quand on ne devrait accuser que soi-même, que maudire sa propre imprudence. On se plaint de n'avoir éprouvé aucun bien, alors qu'on s'est conduit souvent d'après ses propres inspirations ou suivant les conseils de tel ou tel baigneur se trouvant bien du régime qu'il suit, comme si les mêmes moyens pouvaient convenir à tous les malades!...

Je le répète et j'insiste à dessein sur ce point: fort souvent l'insuccès qu'on reproche aux Eaux est dû au défaut de temps qu'on leur a donné pour agir. En effet, les maladies que nous avons à combattre sont des maladies chroniques souvent très anciennes, très rebelles, des affections qui ont lentement, sourdement modifié la constitution, et dont l'économie s'est fait une habitude vicieuse ; pour les guérir, il faut, dans beaucoup de cas, faire subir à l'organisme des changements importants qui quelquefois demandent, pour être favorables, à n'être effectués qu'avec une sage lenteur. Il résulte de l'expérience de tous les médecins d'Aix, qu'un traitement thermal n'a point de limites absolues, et que le plus souvent, pour en faire un convenable, il faut y consacrer de 20 à 25 jours, et souvent davantage.

Convient-il de faire deux saisons ou de subir deux traitements séparés par un intervalle de repos ?

Cette pratique, qui constitue à Aix une exception, est souvent fort utile, quelquefois indispensable. Elle est utile aux malades qui ne peuvent guérir que par un traitement longtemps prolongé ; ils peuvent ainsi éviter de revenir l'année suivante, se dispenser d'un voyage long et fatigant. Elle est indispensable aux malades qui arrivent affaiblis par de longues souffrances, ou à ceux que leur état particulier rend trop sensibles à l'action des Eaux. Quant à l'intervalle de repos qui doit être laissé entre les deux traitements, il est nécessairement très variable ; il peut être d'un mois ou de six semaines, que nous conseillons quelquefois de consacrer à un voyage ; dans quelques circonstances, il ne doit pas dépasser 8 ou 15 jours. On peut dire qu'en général il ne faut pas trop le prolonger, pour ne pas perdre, au moins en partie, le fruit du premier traitement. Il va sans dire que le médecin seul peut et doit régler ce qu'il convient de faire en pareille occasion.

CHAPITRE XV

Des conditions particulières qui doivent régler l'emploi des Eaux.

Tous les médecins sont unanimes à reconnaître l'existence de maladies qu'il est imprudent de guérir, en d'autres termes, qu'il est des états morbides qu'il faut respecter, parce qu'ils sont une garantie contre des accidents plus graves qui pourraient résulter de leur suppression. On sait généralement qu'il est imprudent de fermer de très anciens ulcères, ou de supprimer brusquement une fluxion dartreuse ou autre ; qu'on expose ainsi les organes à recevoir le contre-coup de cette rétrocession humorale. C'est à la prudence du médecin de juger alors ce qu'il convient de faire.

Les précautions qu'on doit prendre pour l'usage de nos eaux sont relatives non-seulement à la nature des maladies, mais encore aux tempéraments, aux âges, au sexe, aux habitudes morbides, aux constitutions, au genre de vie.

Les tempéraments sanguins devront user des *douches du centre,* de *l'enfer* et des étuves avec la plus grande modération, et s'en rapporter, plus strictement encore que d'autres, aux avis du médecin qui les dirige. — Les tempéraments lymphatico-sanguins devront prendre les mêmes précautions. Ils pourront, cependant, plus facilement que les autres, aborder les douches chaudes et les étuves, en suivant les règles de la prudence. Ainsi qu'aux premiers, les douches des *Princes*, des *Albertins*, les bains particuliers, leur conviennent plus spécialement. Les tempéraments lymphatiques n'ont pas à redouter de la chaleur et du massage les mêmes dangers que les précédents : la douche chaude, les étuves du *centre,* sont faites pour eux. L'emploi spécial de l'eau sulfureuse leur convient ; ils peuvent aussi prolonger davantage leur séjour dans la douche. En effet, il résulte de l'expérience, que les Eaux d'Aix sont spécialement applicables aux sujets à fibres ramollies, aux chairs pâles et flasques, dont la peau est décolorée et flétrie, qui portent, en un mot, dans tout leur être, les caractères du vice lymphatique. L'emploi des bains gradués et prolongés, des douches chaudes, ranime bientôt en eux la vitalité languissante, leur donne un surcroît d'activité qui ne semblait pas faite pour leur chétive constitution. En un mot, on pourrait dire qu'ils renaissent à la vie comme ces fleurs fanées qu'il suffit de tremper quelques instants dans nos sources pour leur rendre la fraîcheur.

Les tempéraments nerveux, francs, exigent non moins de ménagements que les tempéraments sanguins ; l'emploi de l'eau dite de soufre leur est plus spécialement applicable, et surtout en bains de piscine et de baignoire. Avec eux, souvent il importe de procéder avec prudence, de procéder pour ainsi dire par tâtonnements ; il faut plus d'une fois étudier le mode qui leur convient. L'énergie du remède et la variété de l'emploi dont il est susceptible, font un devoir de l'appliquer avec discernement. La prudence conseille d'avoir égard à la sensibilité des sujets, de préparer graduellement la peau à une stimulation plus vive.

Les âges doivent également être pris en grande considération dans l'administration des eaux ; les douches et bains tempérés conviendront aux vieillards et aux enfants : le bain surtout, par la faculté qu'il a de solliciter l'action cutanée sans déterminer de trop grandes secousses dans nos organes. Les vieillards pourront le prendre plus chaud que les enfants, mais les uns et les autres devront avoir soin de ne pas le prendre de longue durée, pour éviter l'affaiblissement qui pourrait en être la suite... L'âge mûr pourra, toutes choses égales d'ailleurs, supporter des traitements plus actifs, plus énergiques. Le tempérament nerveux, qui est en général le fond de l'organisation de la femme, indique suffisamment que pour elle il sera nécessaire de prendre quelques précautions particulières. Enfin, on aura égard à certaines dispositions idiosyncrasiques spéciales de certains organes souffrants qui appellent plus facilement sur eux l'action minérale, et qui exigent pour cela une grande surveillance.

Nous terminerons ce chapitre en faisant observer ce qui l'a déjà été plus d'une fois, c'est que les personnes en bonne santé supportent moins l'action minéro-thermale que les malades à l'état desquels elle est appropriée. Il semble que la *tolérance* est alors en raison inverse de la normalité de l'organisme. Nous allons nous expliquer sur cet état particulier, dont la saturation n'est qu'une forme et une conséquence.

CHAPITRE XVI

De la tolérance et de la saturation.

Il résulte de l'observation que nous venons de faire, que la *tolérance* diminue à mesure que l'organisme rentre dans son type normal. Il arrive en effet un moment où certains malades sont réellement saturés d'eau minérale.

Ceux chez qui ce phénomène se produit en sont avertis par un état particulier dont ils vont bien vite se plaindre à leur médecin. Ils éprouvent une fatigue générale, un malaise incessant. Les forces musculaires sont anéanties, ils sont en proie à une agitation insolite, la peau est sèche, la langue pâteuse... C'est une indication précise de suspendre le traitement. La nature paraît satisfaite, il faut attendre le résultat... Cependant il faut bien se garder de confondre cet état avec la *fausse saturation*, c'est-à-dire ces malaises inévitables pour plusieurs malades particulièrement susceptibles. Deux ou trois jours de repos, des bains émollients, des boissons délayantes ramènent bientôt alors la *tolérance*.

Nous avons vu des malades chez lesquels ce phénomène de saturation ou d'intolérance était si marqué, que, revenus à Aix par *reconnaissance*, selon l'expression consacrée, ils ne pouvaient plus supporter les mêmes eaux qui les avaient guéris.

CHAPITRE XVII

Contre-indications.

La puissance même du remède dont nous venons de voir des applications si variées, indique elle-même que son emploi doit avoir des limites. C'est le propre des remèdes actifs et vraiment efficaces de pouvoir devenir dangereux...

Il existe en général contre les Eaux d'Aix un préjugé qu'il importe de combattre. *Les Eaux d'Aix sont trop fortes,* dit-on tous les jours, *prenez garde, elles pourraient vous faire beaucoup de mal...* Ce préjugé peut avoir sa raison d'être aux yeux de ceux qui ne se rendent pas compte du mode si varié de l'administration des Eaux. Malheureusement, la loi nouvelle qui a proclamé la liberté absolue de l'usage des eaux minérales, ne contribuera pas peu à perpétuer ce préjugé par le fait de l'abus inévitable qu'un grand nombre de malades viendront faire de nos douches.

Je l'avoue, oui, sans doute, les Eaux d'Aix sont *très fortes,* rien n'est plus vrai, et loin de les en défendre, je voudrais que, pour le bien de leur réputation, le sens de ces paroles fût gravé sur le frontispice de l'Etablissement thermal. Elles sont *très fortes*, c'est-à-dire qu'elles sont très puissantes, très actives. Comme toutes les médications héroïques, elles exigent beaucoup de discernement dans leur emploi, et il est souverainement imprudent de s'en rapporter pour cela à ses propres lumières. Il est facile de comprendre que si elles sont *très fortes*, rien ne sera plus facile que de les rendre *faibles*. Qui peut le plus peut évidemment le moins, l'inverse seul n'est pas possible.

Les deux sources sont d'une abondance sans égale et coulent, relativement à nos douches, à un niveau tel qu'on peut les administrer à des pressions excessives : n'est-il pas évident qu'il dépend de nous de modérer leur masse et leur chute?... Elles ont une thermalité très élevée! C'est vrai, et c'est un avantage que n'ont pas toutes les sources, surtout si l'on considère que leur température n'excède pas celle qui permet de les employer dans leur état naturel à un grand nombre de malades. Est-il rien de plus facile que de les refroidir?

Des réservoirs d'eau froide naturelle ou d'eau minérale refroidie, sont destinés à obtenir ce résultat, à leur donner la température requise.

Parlerons-nous du prétendu danger qui peut provenir de l'exhalation du gaz hydrogène sulfuré? Sans doute ce gaz dans l'état de pureté est, comme on le sait, un des gaz asphyxiants les plus énergiques, mais on est bien loin de se trouver dans les conditions qui peuvent le rendre nuisible; l'expérience de chaque jour prouve au contraire que c'est un des agents les plus précieux de nos sources. Oui, nous le répétons à dessein, les Eaux d'Aix sont très actives, et c'est aussi la cause de leur puissante efficacité... Sans doute, ainsi que nous l'avons dit au commencement de ce chapitre, elles ne peuvent s'appliquer à toutes les maladies, mais le parfait agencement des douches et des appareils permet d'en faire une application très étendue et facilement adaptable aux circonstances. Grâce aux mesures de prudence qui ont été prises depuis quelques années par la direction de l'Etablissement thermal, elles seront plus rarement nuisibles, surtout si l'on a soin de ne pas s'inspirer, comme cela n'arrive que trop souvent, des conseils empiriques des doucheurs ou quelquefois même d'anciens baigneurs. Nous ne saurions trop mettre en garde les malades contre ces entraînements irréfléchis, ces consultations de table d'hôte... Les règlements actuels ne favorisent que trop cette déplorable tendance et déjà l'on peut prédire que le préjudice porté à la réputation de nos sources par des abus inévitables, forcera l'administration supérieure à prendre des mesures pour arrêter les progrès du mal.

Non-seulement il est indispensable que les malades ne puissent pas user des Eaux d'Aix, d'une médication aussi énergique, sans l'avis préalable d'un médecin, mais encore il serait fort important qu'il ne fût pas facultatif à chacun de se présenter, à son gré et suivant son caprice, à telle ou telle douche. Il y va, nous le répétons, de la réputation de nos thermes, que de pareils errements disparaissent. L'intérêt de la santé publique le réclame.

Que dirait-on de la faculté laissée à un malade de choisir dans une pharmacie des remèdes au gré de ses caprices?... Dans quelques circonstances, la comparaison n'a rien d'exagéré. Je voudrais, dans l'intérêt de nos malades, de nos sources, de notre ville de bains, que cette vérité fût dans tous les esprits, et qu'on se fît un devoir de la rappeler sans cesse aux baigneurs. J'indique le mal, quelque jour on songera à le combattre.

Le lecteur me pardonnera d'avoir autant insisté sur ces détails, qui pourront de prime-abord lui paraître puérils, mais l'expérience et la réflexion suffiront pour lui prouver que j'ai eu raison.

Si, comme on l'a dit souvent, le pays des eaux minérales est le pays des miracles, il est aussi celui des mécomptes et quelquefois des revers. On pourra presque toujours les éviter à Aix, ou les rendre fort rares, en ayant soin de se rappeler quelles sont les conditions qui doivent exclure l'usage de nos Eaux.

L'habitus apoplectique, l'existence d'un état anévrismatique du cœur ou des gros vaisseaux, les prédispositions aux congestions cérébrales, pulmonaires, figurent en première ligne. Dans ces conditions-là, nos Eaux, ainsi que beaucoup d'autres, peuvent devenir comme on l'a dit, un véritable poison... Elles seront encore nuisibles dans la période d'acuité de la plupart des maladies, même de celles qu'elles guérissent à merveille à l'état chronique. Les sujets épuisés par des *cachexies* profondes, dont la constitution n'a plus de ressort que pour la *fièvre hectique*, doivent s'en abstenir, ainsi que ceux qui sont prédisposés au *carus* et autres affections soporeuses. Les *paralysies* dépendant d'un travail probable de ramollissement, la *phthisie pulmonaire* en voie de progrès ou liée à un état inflammatoire des bronches ou des poumons, les maladies organiques de certains viscères, les dégénérescences cancéreuses, toute lésion de l'encéphale, les phlegmasies chroniques accompagnées de trop de fièvre, la *goutte aiguë*, seront aggravées par elles et en sont une contre-indication évidente.

CHAPITRE XVIII

Précautions à prendre pendant la cure thermale.

Nous avons signalé au malade les écueils

qu'il trouverait dans la médication thermale d'Aix relativement à la nature de ses maux, nous y joindrons quelques conseils sur les différentes précautions qu'il devra prendre s'il est appelé à en faire usage...

Nous commencerons par lui rappeler ces paroles fort sages du célèbre auteur des Dermatoses, le docteur Alibert : « Quand vous « arrivez aux Eaux minérales, faites comme si « vous entriez dans le temple d'Esculape, « laissez à la porte toutes les pensées qui « occupent votre esprit. » L'excellence de ce conseil nous paraît suffisamment démontrée par cette vérité que personne ne songe à contester, l'influence du moral sur un grand nombre de maladies...

Lorsqu'on vient aux Eaux pour sa santé, il faut s'en occuper exclusivement, ne songer qu'à se guérir. Les loisirs que laisse le traitement prescrit seront fructueusement remplis par des exercices modérés. Nous ne saurions trop recommander aux malades d'éviter soigneusement de trop grandes fatigues, et de s'entourer de toutes les précautions nécessaires pour se soustraire aux inconvénients qui pourraient résulter pour eux des changements de température... Nous sommes, il est vrai, sous ce rapport, mieux partagés que beaucoup d'établissements thermaux de la France et de l'Allemagne situés sur des montagnes élevées, ou encaissés dans de profondes vallées, qui ne connaissent presque toujours que des températures extrêmes ; mais la susceptibilité de la peau est telle, quand on fait usage des eaux, que la seule transition de la chaleur du jour à la fraîcheur du soir peut suffire, dans quelques circonstances, pour nuire aux malades, surtout dans les derniers mois de la saison.

Nous dirons à ce propos que, toutes choses égales d'ailleurs, il vaut mieux venir à Aix dans les premiers mois de l'été que dans les derniers, août et septembre. Ceci nous conduit à dire deux mots d'un préjugé trop répandu et qui cessera sans doute bientôt aujourd'hui que les voies ferrées amènent en tous temps à nos portes un grand nombre de voyageurs. On croit assez volontiers que notre ville thermale, située en Savoie, dans ce pays classique des montagnes, est un séjour à peu près exclusivement habitable pendant les trois mois de juin, juillet et août.

Pour convaincre ceux qui se sont fait ou se sont laissé faire cette opinion, il nous suffira de leur rappeler quelques particularités relatives à nos climats, qui ne manqueront pas de les surprendre.

Ils seront peut-être bien étonnés d'apprendre que nous jouissons à Aix d'une température très douce, que les hivers y sont courts et fort peu rigoureux, que la neige séjourne à peine dans notre vallée. Le figuier y croît partout en pleine terre et y prend des proportions considérables; on peut voir dans la plupart des jardins de forts beaux grenadiers qui bravent chaque année ces hivers qu'on croit si redoutables, pour se couvrir en leur temps de fleurs éclatantes et donner en quelques lieux des fruits mangeables.

Après avoir payé ce juste tribut à un sentiment patriotique d'autant moins deplacé qu'il peut être pour le baigneur un renseignement utile, continuons à nous occuper des précautions à prendre pendant la cure ; disons quelques mots du régime si important en l'état de santé, et qui doit l'être par conséquent bien plus dans l'état de maladie.

La nourriture succulente qu'on trouve dans

beaucoup de tables d'hôte, rivalisant entre elles de luxe et d'abondance pour s'attirer des clients, la société qu'on y trouve, l'exercice de la journée joint à l'épuisement de la douche, sont tout autant de causes qui sollicitent quelquefois à manger plus qu'on ne devrait le faire. Il faut se tenir en garde contre cet écueil : des écarts de régime trop souvent répétés ne manqueraient pas de nuire au succès de la cure. La nourriture du baigneur doit être tonique, aussi substantielle que possible sous le moindre volume ; on devra choisir de préférence les viandes rôties, la volaille, le poisson, les mets sucrés. Les viandes salées, le porc surtout, seraient nuisibles aux personnes atteintes d'affections de la peau. Au dessert, on ne devra se permettre que les fruits les plus mûrs.

Nous avons dit en commençant que le baigneur devait chercher à se distraire ; il en trouvera le moyen dans la promenade, qu'il pourra faire, suivant ses goûts et suivant les lieux, à pied ou en voiture. L'exercice de l'équitation, même sur les ânes, qui sont les chevaux d'Aix, suivant l'expression piquante de M. Amédée Achard, sera utile à quelques personnes par l'ébranlement qu'il imprime aux viscères. La proximité du lac du Bourget peut encore offrir à ceux qui ne craignent pas l'exercice du bateau une distraction salutaire.

Dacquin, l'un des plus anciens médecins qui aient écrit sur les Eaux d'Aix, la conseille en ces termes :

« La douce agitation des eaux, excitée par « le mouvement des rames et des petites bar- « ques, cause un balancement léger qui se « communique à toutes les parties ; et quoi- « que le corps soit à peu près immobile et ne « paraisse employer à cette navigation aucune « de ses puissances, il participe cependant aux « deux mouvements du bateau, celui du rou- « lis et du tangage. *Gestationum levissima est* « *navi vel in portu, vel in flumine, vel lectita* « *aut scamno*. Cels., lib. II, cap. 15. »

La beauté des sites, leurs variétés, seront facilement à Aix un motif de ne pas se lasser de la promenade. La fréquentation du Casino sera aussi pour le baigneur un moyen de distractions et d'honnêtes plaisirs, depuis qu'on en a banni les horribles émotions des jeux de hasard. De même que les promenades ne devront pas être trop fatigantes, de même aussi l'on évitera de veiller trop tard. Le repos est nécessaire au baigneur naturellement surexcité par la médication qu'il suit.

Les conseils que nous voulons donner au baigneur sur les soins qu'il doit prendre de sa santé ne se bornent pas à ceux qui concernent le moral, le régime et l'exercice ; d'autres, non moins importants pour lui, auront trait à différentes particularités relatives au traitement thermal et aux conditions qui doivent le précéder et le suivre.

Le malade qui vient de faire un long voyage devra se reposer deux ou trois jours. Tous devront prendre au moins un jour de repos avant de commencer le traitement. — Ainsi que nous avons déjà eu occasion de le dire, le *remède* qu'on vient de prendre étant très variable dans son application et pouvant par là devenir très énergique, il importe au plus haut degré de n'en user que d'après les conseils d'un médecin et suivant ses indications précises ; on ne devra jamais rien changer à ses prescriptions sans son avis, les plus petites choses ayant souvent leur importance relative. Nous signalerons au malade un nouvel écueil ; il est relatif à la durée de la douche.

Un grand nombre de baigneurs estiment la valeur de la douche par sa durée, ils s'appliquent à la prolonger le plus possible; plusieurs même s'en font une vaine gloire. — Nous devons leur dire qu'ils sont dans la plus grande erreur à cet égard. Il résulte de l'expérience de tous les médecins d'Aix que les meilleures douches, les plus efficaces sont les plus courtes. C'est une observation que je trouve à chaque instant rappelée dans les notes intéressantes que m'a laissées mon père sur sa longue pratique des eaux. C'était aussi l'avis du célèbre Dacquin, dont nous avons déjà parlé, et qui s'exprimait ainsi à ce sujet : « Ce serait une grande erreur de penser que « plus la douche est longue ou forte, plus « elle sera salutaire; elle doit être, comme « tous les autres remèdes, proportionnée à la « maladie et au tempérament du malade. »

Les bains particuliers ne devront pas, en général, excéder la durée de 45 minutes, et l'on devra s'attacher à les prendre exactement à la température prescrite par le médecin.

Il est inutile de dire qu'on prendra toujours à jeun le bain ou la douche.

Le repos au lit n'est pas d'un usage absolu

après le bain, parce que pour beaucoup de malades il constitue plutôt un temps d'arrêt dans la cure qu'un moyen curatif; mais il devient cependant quelquefois indispensable dans certaines circonstances. — Il n'en est pas de même après la douche ; le lit en devient l'auxiliaire important. — Le malade qu'on est dans l'usage d'apporter à son domicile dans une chaise fermée, après qu'il a été enveloppé soigneusement d'un drap et d'une couverture de laine, vient compléter dans son lit l'opération de la douche ou de l'étuve. C'en est à coup sûr la partie la plus désagréable, mais elle est trop importante pour ne pas nous imposer le devoir de l'engager vivement à la supporter avec patience. Le temps qu'il devra passer dans le *maillot* (c'est le mot consacré) devant être aussi réglé par le médecin, suivant les besoins du malade, je m'abstiendrai d'entrer dans de plus amples explications. — Je me suis imposé cette règle pour la plupart des choses relatives aux détails de la cure, parce qu'ils n'ont rien à apprendre aux médecins, et que les baigneurs peuvent y puiser des renseignements susceptibles de devenir pour eux un danger par la fausse application qu'ils en pourraient faire.

Nous ne devons pas omettre de signaler aux malades un accident que détermine quelquefois la douche chez quelques-uns d'entre eux. Il arrive à quelques personnes faibles ou irritables de tomber quelquefois en syncope sous l'influence de la chaleur et de la raréfaction de l'air; cet accident exceptionnel ne présente aucun danger; un peu d'eau froide et l'air extérieur en triomphent toujours à l'instant même.

Il arrive aussi assez souvent au malade d'éprouver pendant la durée de la cure certains malaises qui lui font redouter que les eaux lui soient *contraires*, quelquefois même il veut en suspendre l'emploi. Il ne faut pas qu'il se laisse effrayer par cette exacerbation des phénomènes morbides, conséquence souvent inévitable et prévue de l'excitation thermo-minérale. Il doit en référer à son médecin, et, le plus ordinairement, sous l'influence de ses conseils, tout ne tarde pas à rentrer dans l'ordre. Dans quelques circonstances, nous l'avons déjà dit ailleurs, nous faisons suspendre le traitement un jour ou deux ; cette précaution dispose les organes à une tolérance plus grande et permet de prolonger la cure.

Si quelques baigneurs timorés s'effrayent trop aisément des phénomènes qui se passent en eux, il en est d'autres qui se heurtent à un écueil contraire. Souvent émerveillés au bout de quelques jours d'un succès qui les étonne et sur lequel ils étaient loin de compter, ils suspendent brusquement leur traitement et partent heureux d'être sitôt guéris... Nous rappellerons aux uns et aux autres qu'il ne faut jamais interrompre brusquement un traitement actif dès qu'il agit d'une manière sensible ; on s'expose ainsi à troubler le jeu silencieux des organes agissant sous l'influence du travail qu'opère la nature pour rétablir l'harmonie des fonctions ou l'équilibre rompu.....

Nous terminerons ce chapitre en rappelant au baigneur qu'il lui reste quelque chose à faire après avoir quitté les eaux, c'est d'en conserver le fruit et de faciliter à la nature l'achèvement du travail qu'elle a commencé. Souvent, nous l'avons dit, elle ne donne le résultat définitif de la cure que plusieurs mois après ; nous en avons exposé la raison.

Pour atteindre le but que nous lui signalons, le baigneur devra se rappeler une partie des conseils que nous lui avons donnés déjà sur le régime et les précautions à prendre contre les refroidissements. Nous l'engageons vivement à faire tout son possible pour ne pas se livrer immédiatement à un travail pénible, à une trop grande tension d'esprit ; de trop longs voyages aussi lui seraient nuisibles. Le séjour de Nice, d'Hyères ou de quelques villes d'Italie sera très avantageux à tous ceux qui pourront le choisir.

Ayant nous-même passé plusieurs hivers à Nice, nous avons eu l'occasion d'apprécier tous les avantages de ce climat incomparable, de ce séjour délicieux pour tout le monde, mais surtout pour les valétudinaires. Les personnes de complexion délicate, celles qui sont sujettes à l'asthme, celles surtout qui sont atteintes d'affections graves des organes de la respiration, trouveront là un remède héroïque applicable à leurs maux..... Je veux parler d'un agent thérapeutique trop peu connu, l'air comprimé, dont les résultats avantageux ne sont plus une nouveauté pour la science (1).

(1) M. le Dr Devet, de Lyon, a publié une notice fort intéressante sur quelques cures observées par lui sous

Si l'usage de cet agent précieux est moins répandu qu'il ne mériterait de l'être à cause des services qu'il peut rendre, c'est qu'il est d'une application difficile, et que les appareils indispensables à son emploi convenable et commode sont fort dispendieux.

Nous ne terminerons pas ce chapitre des *précautions à prendre pendant la cure* sans dire un mot de l'opinion émise à ce sujet dans une publication récente dont certaines assertions méritent d'être examinées avec quelque attention.

« Au temps de Daquin l'on purgeait et l'on saignait, » etc.

Ce passage, qui se lit dans le Traité de M. Berthet *sur les Eaux d'Aix,* semblerait pla-

l'influence de l'air comprimé. D'autre part, M. Beaumès s'exprime ainsi sur le même sujet :

« Les observations extrêmement intéressantes que renferme, le livre remarquable de M. Pravaz, observations constatées de la manière la plus authentique par plusieurs praticiens distingués, de Lyon, signalent une influence modificatrice au plus haut point favorable, exercée par ce moyen thérapeutique sur plusieurs états morbides diathésiques, dont les manifestations offrirent une grande gravité, notamment sur les états diathésiques tuberculeux, rhumatisant, catarrhal, scrofuleux, névrosique, etc. » (*Précis historique et pratique sur les diathèses.*)

cer Daquin, ce médecin distingué, parmi ces humoristes routiniers qui saignaient et purgeaient sans tenir compte des tempéraments, ni des indications. Daquin, dans ses publications sur Aix, n'a rien dit, ce nous semble, qui puisse justifier une telle accusation, et ceux qui ont médité ses nombreux ouvrages, tous marqués au coin d'un esprit sagement indépendant, alliant le libre examen au respect des traditions, savent qu'il a combattu ces applications abusives de systèmes erronés. En ce point, comme en d'autres, nous avons dû reconnaître que le Dr Berthet, esprit actif et ingénieux, mais isolé et misanthrope, avait été exclusif comme tous ceux à qui manquent le lest de la fréquentation de leurs pairs et le contrôle qui résulte d'une expérimentation large et fréquente, comme ceux qui, ne voyant que par leurs propres yeux, n'ont ni le temps, ni la force de tout voir. Si le Dr Berthet, qu'une mort prématurée vient d'enlever à la science avant qu'il lui ait donné ce que ses talents promettaient, avait trouvé, à son arrivée à Aix, encore en vigueur le système de l'inspection collective, s'il avait eu l'avantage de rencontrer périodiquement ses confrères dans ces réunions hebdomadaires où chacun de nous venait rectifier ses propres idées au contact de celles des autres et entrait avec eux dans un fructueux commerce d'érudition et d'expérience, notre regretté confrère aurait vu que les études de Daquin, du contemporain de nos pères, n'étaient certes pas étrangères à leurs fils ; il aurait su qu'en 1852 une biographie écrite par l'un d'eux pour l'Académie de Savoie, avait même fixé de nouveau l'attention sur ce médecin et sur ses écrits (1).

S'il avait suivi les médecins d'Aix dans leur pratique, il ne leur aurait pas attribué, sur la foi de quelque *Guide aux Eaux minérales*, un dédain de la *boisson sulfureuse* journellement contredit par nos actes, par nos prescriptions et nos écrits ; il n'aurait pas vu un fait général imputable aux médecins d'Aix dans l'entraînement actuel d'une partie du public et de quelques médecins vers les *procédés hydrothérapiques*. Cette réaction contre la véritable cure thermale (boisson, vapeur, absorption minérale) peut, en effet, avoir sa raison

(1) Docteur Guilland : *Mémoires de l'Académie royale de Savoie.*

d'être économique, à laquelle les administrateurs et les ingénieurs thermaux sont disposés à trop accorder. Elle peut avoir comme toute mode son influence à laquelle quelques-uns céderont par calcul ou par une pente naturelle de leur caractère ; mais elle ne saurait être attribuée au corps médical d'Aix. L'examen le plus superficiel, quelques heures passées dans l'établissement suffiraient à le démontrer, et la part faite aux inhalations, aux étuves et aux bains dans nos nouvelles constructions est encore assez grande pour répondre victorieusement à une assertion trop légèrement émise.

Au reste, le malheur du livre du docteur Berthet, agréablement écrit d'ailleurs, a été d'avoir voulu critiquer *a priori* des œuvres pratiques, d'avoir cherché à opposer les uns aux autres et à eux-mêmes ceux qui ont écrit sur Aix ; tactique aisée mais puérile, car seuls les systèmes absolus, les théories préconçues se montrent tout d'une pièce et éblouissent l'œil par une unité mensongère. Les œuvres pratiques sont remplies de contradictions apparentes qui ne sont que les restrictions nécessaires, les points de vue variés de la nature prise sur le fait.

CHAPITRE XIX

Eaux minérales des environs d'Aix.

Aix est une station thermale vraiment privilégiée : ce n'était pas assez d'un fleuve d'eau thermale alimentant un établissement balnéaire sans rival ; la nature, prodigue de ses dons, l'a dotée encore de nouvelles richesses d'autant plus précieuses qu'elles sont venues compléter ce qui pouvait manquer à ses trésors.

La minéralisation de nos deux sources, douées du reste d'une thermalité si avantageuse, n'est pas, comme on a pu le remarquer en jetant les yeux sur l'analyse qui en a été faite, la qualité par laquelle elles se distinguent. Sans vouloir traiter ici la question controversée de savoir jusqu'à quel point le mérite d'une eau minérale est en raison directe de la quantité de ses principes minéralisateurs, nous avouons simplement ce qui est la vérité, mais nous nous empressons non moins simplement de faire remarquer avec quel rare bonheur Challes et Marlioz viennent à notre aide et sont les correctifs naturels de notre faiblesse. C'est surtout en bains et en boissons que la richesse de minéralisation d'une source peut être estimée précieuse; Challes et Marlioz sont sous notre main. Quelques bouteilles additionnées au bain d'eau thermale lui donnent, dans les cas qui le réclament, le degré de sulfuration voulu; à toutes les heures du jour on peut les boire parfaitement fraîches et de la façon la plus commode.

EAUX DE CHALLES

Bien qu'elles soient beaucoup moins rapprochées d'Aix que celles de Marlioz et celles de Saint-Simon dont nous avons à dire quelques mots, la place importante qu'elles occupent aujourd'hui dans la thérapeutique leur donne des droits incontestables à la préséance que nous leur accordons.

Ces eaux sont, de toutes les eaux minérales connues, les plus riches par leur sulfuration, dont le degré sulfhydrométrique atteint le chiffre énorme de 180 ; elles sont en même temps si richement iodurées qu'elles ne contiennent pas moins d'un centigramme d'iodure de potassium par litre.

Ces conditions spéciales assignent, comme on le voit, à ces eaux un rang égal à celui des agents les plus héroïques de la pharmacopée. Elles peuvent, dans une foule de cas, remplacer avec avantage le soufre, l'iode et le mercure.

Combinées avec la médication thermale, elles deviennent le spécifique par excellence des affections scrofuleuses, mercurielles et syphilitiques qui ont résisté à toutes les médications. Malheureusement elles ne sont pas, comme celles de Marlioz, à nos portes ; mais l'inconvénient en est beaucoup moindre qu'on ne pourrait tout d'abord le penser, parce qu'elles sont surtout employées en boisson, qu'elles supportent parfaitement bien le transport, et qu'elles peuvent être conservées longtemps sans altération. La meilleure preuve de l'exactitude de ce fait, c'est qu'on trouve aujourd'hui l'eau de Challes dans toutes les bonnes pharmacies de la France et de l'étranger.

M. le chevalier docteur Domenget, ancien professeur de chimie et médecin de la maison du Roi, en est le propriétaire, et nous nous plaisons à rendre ici un juste hommage à sa générosité, à l'empressement qu'il met à livrer gratuitement ses eaux aux pauvres dont les maux en réclament l'emploi.

La source de Challes est à 20 kilomètres d'Aix ; la distance en est singulièrement abrégée par le chemin de fer Victor-Emmanuel qui passe tout auprès. Depuis quelques années déjà, on a disposé près de cette source précieuse une petite installation balnéaire qui peut permettre aux malades qui en reçoivent le conseil de suivre un traitement sur place. Un médecin inspecteur a même été désigné comme pour les autres sources minérales de l'empire.

Voici l'analyse qui en a été faite par M. O. Henry, membre et chef des travaux chimiques de l'Académie :

On peut, dit M. O. Henry, considérer l'Eau de Challes avant son évaporation pour 1,000 grammes ou 1 litre, savoir :

Principes volatils.		
Azote	traces légères.	
Principes fixes.	**Grammes.**	
Chlorure de magnésium	0,0100	
Chlorure de sodium	0,0814	
Bromure de sodium évalué.	0,0100	
Iodure de potassium	0,0099	
Sulfure de sodium	0,2950	Sel cristallisé 0,901
Carbonate de soude anhydre.	0,1377	*Idem* 0,342
Sulfate de soude anhydre. / Sulfate de chaux peu	0,0730	*Idem* 0,162
Silicate de soude	0,0410	
Carbonate de chaux	0,0430	Tous les trois primitivement à l'état de bicarbonates.
Carbonate de magnésie	0,0300	
Carbonate de strontiane	0,0010	
Phos. d'alum. et de chaux. / Silic. d'alum. ou de chaux.	0,0580	
Sulf. de fer et de manganèse.	0,0015	
Glairine rudimentaire (Matière organique azotée.)	0,0221	
Soude libre		Sensible.
Perte	0,0325	
Total	0,855	

EAUX DE MARLIOZ

Il y a peu d'années encore le nom de Marlioz ne rappelait aux baigneurs et presque aux médecins que le nom d'une source sulfureuse froide découverte à quelques minutes d'Aix. A une époque où elle coulait presque ignorée dans le sein d'un marécage, cette source reçut, d'après les indications de Despine père, la visite de Gimbernat, qui n'hésita pas à lui prédire un brillant avenir. Quelques années plus tard, l'initiative d'un homme aussi actif qu'intelligent, M. de Saint-Quentin, ne contribua pas peu à la tirer d'un oubli que la consécration de la science par les travaux de l'illustre chimiste M. Bonjean, qui a donné son nom à une des sources, changea bientôt en une réputation qui n'a fait que grandir. Marlioz n'est plus seulement aujourd'hui une source où un petit nombre de malades allaient boire quelques verres d'eau, c'est un établissement considérable et sans contredit un des plus importants de l'espèce. Hâtons-nous d'en reporter l'hommage à qui de droit et de déclarer bien haut que c'est à l'initiative de son propriétaire, M. Billiet (1), qu'en revient l'honneur. Comprenant que dépositaire de pareilles richesses il ne devait pas les laisser enfouies, cet homme intelligent ne recula devant aucun

(1) M. Billiet, natif de Chambéry, a réalisé dans l'industrie joaillière en Espagne une belle fortune dont il sait faire le plus noble usage.

sacrifice et créa d'emblée auprès de ces sources un monument digne d'elles. Rien de plus gracieux que cet élégant édifice si coquettement posé au pied du coteau de Marlioz, dans un cadre de verdure et de bois, en face de la riante colline de Tresserve.

Si, à l'extérieur, l'œil en contemple avec plaisir les formes élégantes et le confort qui règne jusque dans les plus petits détails, une satisfaction bien plus grande encore sera le résultat de l'examen attentif de tout ce qu'il contient au-dedans.

Un élégant vestibule, auquel on arrive par un joli perron couvert de fleurs, sert de buvette et donne entrée de part et d'autre à deux jolies petites salles d'attente ou de consultation. En face la porte principale, sur les parois d'une sorte de grotte naturelle disposée avec beaucoup d'art et de goût au fond de ce vestibule, trois robinets coulant à volonté distribuent aux buveurs l'eau qu'ils demandent: de l'eau froide naturelle, de l'eau minérale froide et de l'eau minérale chauffée. On ne saurait trop recommander, aux malades qui font usage de l'eau de Marlioz en boisson qu'ils ont ainsi toujours à leur disposition, un moyen bien simple de ne pas s'exposer à des refroidissements préjudiciables en buvant imprudemment de l'eau trop froide.

Les deux salles d'aspiration ainsi que la salle des appareils de douche sont sur les côtés du vestibule. C'est la partie de l'établissement qui offre le plus grand intérêt et celle à laquelle il doit une réputation qui a fait des progrès si rapides.

Les deux salles d'aspiration sont parfaitement agencées ; tout a été prévu pour y rendre le renouvellement de l'air respirable suffisant. Les malades ont à leur disposition des siéges commodes, des tables de travail, voire même de petits meubles indispensables à une clientèle fréquemment affectée de catarrhe. Des journaux et des brochures périodiques complètent l'ensemble de tout ce qui leur peut être utile pendant leur séjour dans ces salles. Le gaz hydrogène sulfuré, à la température de l'atmosphère et sans mélange avec aucune vapeur (ce qui est le caractère différentiel principal des salles d'Aix et de celles de Marlioz), est le remède dont viennent là user les malades ; il se trouve sans aucun effort de leur part en contact permanent avec le siége du mal ; le larynx, les bronches, etc., aussi longtemps qu'ils restent dans les salles. Il ne sera pas hors de propos de rappeler ici que M. le docteur Pétrequin, de Lyon, est le premier qui ait appelé l'attention sur l'utilité des inhalations froides gazeuses des Eaux de Marlioz, plus riches en soufre, au dire de M. Bonjean, que celles des établissements similaires d'Allevard, Pierrefonds, etc. Le dégagement en quantité considérable du gaz hydrogène sulfuré dans ces salles, est obtenu par une gerbe d'eau minérale qui vient se briser contre un disque métallique suspendu au milieu du plafond, et retombe en pluie fine dans un élégant bassin de marbre blanc placé au dessous. La présence du gaz sulfhydrique (hydrogène sulfuré) est facilement constatée par l'odorat et par la coloration immédiate en brun noir, des objets en argent, en plomb ou en cuivre qui s'y trouvent exposés.

On a beaucoup parlé du prétendu danger qu'il pouvait y avoir à respirer un gaz doué d'une action aussi toxique que le gaz sulfhydrique. L'expérience a depuis longtemps répondu d'une façon triomphante à cette objection, et l'on peut affirmer sans crainte que tel qu'il est employé dans la salle d'inhalation, non-seulement il n'a pas d'action toxique, mais qu'il a tout d'abord une action hyposthénisante directe sur l'organe malade, et de plus qu'il favorise d'une manière puissante l'élimination des produits morbides qui s'y sont déposés. Il est hors de doute que l'inhalation du gaz sulfhydrique, faite de courte durée et à des intervalles bien réglés pendant la journée, calme le plus souvent la toux des malades et qu'on la voit même, en maintes circonstances, exercer une sédation très marquée sur les mouvements du cœur. Il est facile de comprendre, en se rappelant l'intime solidarité du cœur et des poumons, les conséquences de ce fait pratique qui seront assurément une diminution dans un temps donné de l'afflux du sang au parenchyme pulmonaire, par conséquent un aliment de moins à cette fluxion particulière dont les noyaux tuberculeux ou de simples engorgements pulmonaires sont le siége. Maintenant nous nous reportons à l'action manifestement fluidifiante que M. Magendie a démontré, par ses belles expériences, être exercée par le gaz sulfhydrique, sur les matières mucoïdes et albuminoïdes ; on comprendra non moins aisément comment peuvent être rejetés au dehors ou rentrer dans la circulation les matériaux de ces engorgements, et par conséquent comment ils peuvent se résoudre.

L'existence des deux genres de salles d'inhalation aussi voisines que celles d'Aix et de Marlioz, nous font une obligation d'ajouter quelques mots sur les applications thérapeutiques de l'une ou de l'autre, car il s'en faut de beaucoup que ce soit une question indifférente comme semblent le croire certains malades qui s'en réfèrent à cet égard à leurs propres lumières.

On peut dire en thèse générale que les salles d'aspiration d'Aix seront plus particulièrement indiquées pour les malades atteints de catarrhes bronchiques sans expectoration, surtout accompagnés de toux sèche et pénible, dans la phthisie commençante, dans l'asthme sec, dans les laryngites et les angines chroniques. Celles de Marlioz conviendraient plus spécialement dans les affections catarrhales chroniques avec expectoration abondante ; la phthisie à la deuxième période, l'asthme humide ; dans toutes les circonstances, en un mot, où l'affection est accompagnée d'une sécrétion abondante.

Nous ne pouvons passer sous silence une autre application de l'eau de Marlioz qui se fait sous forme de douches. — Dans une salle spécialement disposée pour cela, on trouve réunis des appareils d'une grande perfection qui sont destinés aux douches dites pharyngiennes et à toutes les irrigations variées qu'on peut adresser aux divers organes de la face. La douche pharyngienne s'administre avec un jet unique ou avec un jet divisé en plusieurs branches ; un robinet placé à la portée du malade lui permet d'en régler l'énergie. L'eau peut aussi être divisée jusqu'à la réduction en poussière. Dans chacune de ces conditions, la douche est dite *directe* par opposition avec celle dite *réfléchie*, ainsi nommée parce que l'eau minérale projetée par une très petite ouverture avec une force de pression variant de une à cinq atmosphères, vient se briser contre une plaque métallique mobile, concave ou prismatique, et rejaillit ainsi, sous forme de poussière, sur les organes qu'on lui présente. Les jets *directs* sont plus particulièrement applicables à l'intérieur de la bouche, au voile du palais, aux amygdales, à l'arrière-gorge et jusqu'aux premières régions du pharynx, aux oreilles et au nez.

Le jet *réfléchi* peut s'adresser aux mêmes organes, mais il sera plus exclusivement applicable aux parties externes de la face, aux yeux, aux paupières, aux lèvres, etc., qui sont souvent le siége d'affections cutanées diverses. Ce moyen est, dans bien des cas de ce genre, une ressource précieuse.

L'eau de Marlioz prise en boisson joue un rôle trop important pour que nous n'ayons pas à nous en occcuper un instant. — L'activité des fonctions de l'estomac sera un des premiers résultats obtenus. Portées dans le torrent de la circulation, elles exerceront une action puissante sur les urines, les rendront alcalines et feront ainsi disparaître le fait matériel de plusieurs maladies de la vessie, l'acide urique qui s'y dépose. Iodurées et bromurées, ces eaux, bues en quantité convenable, auront, comme il est facile de le comprendre, une action presque spéciale dans certaines altérations du sang. Les recherches de M. le docteur Pétrequin sur l'action du manganèse comme adjuvant du fer permettent de s'expliquer l'action utile que ces eaux, qui en contiennent, pourront avoir dans les circonstances où il sera nécessaire d'apporter de nouveaux matériaux à un sang appauvri.

En thèse générale et sous les diverses formes que nous avons indiquées, les eaux de Marlioz ont prouvé leur efficacité dans un grand nombre d'affections dont les principales peuvent être classées comme suit : affections catarrhales, des organes de la respiration, de la vessie, etc., affections de la peau, engorgement chronique du système glandulaire, des viscères et des articulations, cachéxie lymphatique strumeuse, rachitisme, goutteuse, gravelle, affections chroniques de l'utérus, granulations du côl, leucorrhée, anémie, suites de la syphilis ancienne ou constitutionnelle, maladies du système osseux. Dans un travail qu'il a communiqué à l'Académie le 2 mars 1848, M. Boussingault faisait observer qu'elles seraient particulièrement utiles dans les affections qui produisent l'altération du système osseux, à cause de la présence du bicarbonate de soude qu'elles contiennent en quantité notable.

L'analyse de M. Bonjean, que nous plaçons

sous les yeux du lecteur, achèvera de donner la mesure de la valeur réelle de ces eaux.

PRINCIPES CONTENUS PAR LITRE OU MILLE GRAMMES
DANS L'EAU DE MARLIOZ.

Principes gazeux.

	Cent. cubes.
Acide sulfhydrique libre	6,70
Acide carbonique	4,64
Azote	9,77

Principes fixes.

Sulfure de sodium		0,20400
Carbonate de chaux	Tous primitivement à l'état de bicarbonate.	0,18600
— de magnésie		0,01200
— de fer		0,01800
— de soude		0,09900
— de manganèse		0,00100
Sulfate de soude		0,04300
— de chaux		0,00200
— de magnésie		0,02800
— de fer		0,01000
— de magnésium		0,00190
— de sodium		0,01800
Iode,	à l'état d'iodure et de bromure alcalins	0,00190
Bromure,	— — — — —	0,00005
Silice à l'état de silicate alcalin		0,00600
Glairine		quant. indét.
Perte		0,001700
Total		0,42900

EAUX DE SAINT-SIMON,

Source alcaline magnésienne.

La source alcaline de Saint-Simon est connue sous le nom de source Raphy. Elle est distante d'Aix d'un kilomètre environ, sur la route de Genève. Découverte depuis quelques années seulement, elle a été analysée par M. le professeur Kramer, de Milan. Elle est minéralisée par les bicarbonates de chaux, de magnésie, de potasse et de fer, le chlorure de magnésium, les sulfates de potasse et de magnésie, l'iode et la glairine, et fournit par vingt-quatre heures 200,000 litres d'eau à 20° centigrades. Elle a fait ses preuves et nous rend de réels services dans certaines affections chroniques des voies digestives, gastrite chronique, flatulente, gastralgie, dyspepsie, etc. On peut la boire à la source et même à ses repas.

EAU DE LA CASCADE DE GRÉSY,

Source ferrugineuse.

A deux kilomètres environ de la source dont nous venons de parler et à cent pas de la première station du chemin de fer d'Aix à Annecy, on vient de découvrir une nouvelle source ferrugineuse. Elle sera accueillie par les malades et les médecins avec d'autant plus de faveur qu'elle remplace avec avantage une source du même genre existant depuis longtemps à Saint-Simon et que les travaux du chemin de fer ont fait complètement disparaître.

Cette source, analysée avec le plus grand soin par M. Pichon, pharmacien de l'établissement thermal, a été l'objet d'un compte-rendu publié par un de nos confrères, M. le Dr Dardel. Elle est à la fois alcaline, crénatée et bicarbonatée. Elle est abondante, fraîche, transparente, inodore et d'une saveur légèrement astringente. Comme toutes les eaux ferrugineuses, son application thérapeutique s'adressera à ceux de nos malades présentant des complications de chloro-anémie, d'aménorrhée et de diverses cachexies. Située à quelques minutes de la ville par le chemin de fer d'Annecy, elle sera d'un accès aussi facile que commode; aussi, nous ne doutons pas qu'elle soit prochainement très fréquentée, grâce aux intelligentes dispositions prises par son propriétaire, M. Collomb.

Voici le résumé analytique qu'en donne M. Pichon :

« D'après l'examen des substances minéralisantes contenues dans cette eau, dit-il, en tenant compte toutefois de la nature géologique des terrains qu'elle traverse, nous pouvons dès aujourd'hui la classer parmi *les eaux ferrugineuses, alcalines, bicarbonatées et crenatées, froides.*

« Eau : un litre.

« Principes gazeux en dissolution dans l'eau : quantité indéterminée.

« Substances fixes : minéralisation ferrugineuse à la source.

« Bicarbonate et crénate de fer,	0,031
« Sels alcalins calcaires et magnésiens,	0,244
« Total des parties solides sur 1,000 gr. d'eau,	0,275

CHAPITRE XX

Affections rhumatismales.

Nous n'entreprendrons pas de définir le rhumatisme. Cette tâche est, nous le reconnaissons, au-dessus de nos forces. Pour la remplir d'une façon convenable, il faudrait être du reste bien sûr que, dans l'état actuel de la science, la chose fût possible. Les formes de maladies connues sous cette dénomination sont encore trop nombreuses et trop variées pour se soumettre aux termes rigoureux d'une définition. Cela est si vrai que dans une discussion qui eut lieu il n'y a pas bien longtemps encore à l'Académie de médecine de Paris, à propos du rapport à établir entre la goutte et le rhumatisme, un membre de cette docte assemblée a demandé qu'on voulût bien une fois pour toutes lui expliquer positivement ce qu'on entendait par rhumatisme. Il n'est point parvenu à notre connaissance qu'on ait pu le satisfaire ; ce que nous savons seulement, c'est qu'il est encore, comme on l'a dit, *phlegmasie* pour les uns, maladie spécifique pour les autres, irritation pour ceux-ci, asthénie pour ceux-là...

Pour nous, en vue de ce que nous nous proposons d'établir, il nous importe moins de connaître sa nature intime, question sur laquelle les auteurs resteront encore longtemps divisés, que de savoir s'il ne doit pas être rapporté à un état diathésique.

Les caractères particuliers qui l'accompagnent, la marche de ses manifestations morbides, les ramifications innombrables qu'il étend sur l'économie entière, ce cachet indélébile qu'il imprime souvent à tout l'organisme, tendent à nous montrer en lui un principe morbide profond, susceptible plus qu'aucun autre de devenir le centre d'un rayonnement immense et par-dessus tout *protéiforme*.

En effet, nous le voyons simple ou compliqué de goutte, à l'état latent, insidieux ou sévissant avec violence; choisissant pour siége, tantôt à l'extérieur les membres, la colonne vertébrale, les divers tissus qui la composent, isolément ou tous ensemble; tantôt à l'intérieur, les viscères, les organes les plus essentiels à la vie... Dans le premier cas, il produira des arthrites aiguës ou chroniques, des hydarthroses, des tumeurs blanches, des rétractions musculaires, des paralysies, des névroses, des névralgies, etc.; dans le second cas, ce seront des gastralgies, des entérites chroniques, des métrites, des vaginites, etc.

Une des particularités relatives à cet état, c'est qu'il est essentiellement héréditaire et qu'il contribue à masquer si bien certaines affections, que leur véritable nature reste souvent longtemps méconnue. Dans ces circonstances, les Eaux d'Aix sont précieuses ; elles rendent, ainsi que bien d'autres eaux minérales, un service signalé en forçant le mal à se dévoiler. Un ennemi démasqué est à moitié vaincu. Cette action est aujourd'hui si bien reconnue par tous les médecins, que chaque année nous voyons arriver bon nombre de malades qui viennent nous demander à quelle nature de maladies il faut rapporter l'état dont ils souffrent. Il est rare qu'au bout d'un temps plus ou moins long, nous ne puissions le leur dire d'une manière positive.

Une autre action qui n'est ni moins fréquente ni moins connue pour être moins importante, est celle qui se rapporte à la faculté qu'ont les eaux de raviver les douleurs dont on était venu chercher le soulagement, d'en réveiller quelquefois que l'on n'avait pas ressenties depuis longtemps. Les choses arrivent même à ce point, que les malades auraient lieu de s'alarmer, si l'expérience du médecin n'était là pour les rassurer complètement. Hâtons-nous d'ajouter, afin de rendre la confiance aux malades qui pourraient redouter pour eux de pareils résultats, qu'en général ceux auxquels cela arrive, ne sont pas les plus mal partagés dans le bénéfice de la cure.

Du reste, ce qui se passe alors n'a rien que

de très naturel, et s'explique aisément par les lois de la physiologie.

En effet, l'histoire des fonctions organiques et des rapports intimes qui les unissent entre elles, le fait bien établi de leur *solidarité*, nous apprennent qu'il n'est aucun effort particulier qui ne soit soumis à l'action de l'ensemble, pour produire cet ébranlement, ces crises, cette sorte de détente générale destinée souvent à produire une heureuse révolution dans l'économie. C'est que, dans une maladie chronique, il y a, outre le fond morbide général diathésique qui tend à modifier plus ou moins l'ensemble de l'organisme, une influence directe de l'altération fonctionnelle de l'organe souffrant, laquelle réagit sur les autres fonctions.

Le rôle du médecin est de régler, autant qu'il est en lui, ces efforts, ce travail spontané de la nature, pour en faire sortir la guérison du malade.

Quant au pronostic, aux probabilités de guérison, nous pouvons dire qu'il résulte de notre expérience et de celle de tous les médecins d'Aix, qu'en général les eaux seront d'autant plus efficaces que la maladie sera plus dépourvue de tout travail inflammatoire, de toute irritation locale. Souvent, avant d'administrer le *spécifique*, le modificateur sulfureux, nous sommes obligés de combattre l'excès d'irritation locale par des bains émollients, des applications émollientes. D'autre part, plus la maladie est récente et moins elle a subi de traitements, plus rapidement elle guérit. Enfin, toutes choses égales d'ailleurs, les sujets lymphatiques guérissent plus vite et plus sûrement, sans doute parce que le vice, le fond morbide auquel est liée la maladie se trouve très rapidement modifié par nos Eaux.

Nous ajouterons que ces principes généraux ne s'appliquent pas seulement au rhumatisme, mais bien encore aux autres états pathologiques dont nous aurons occasion de parler.

Les faits qui suivent prouveront d'une manière irréfragable l'exactitude de nos propositions.

OBSERVATION Ire

Rhumatisme articulaire général. — Prédisposition héréditaire.

M. V..., 36 ans, tempérament bilieux, jouissant habituellement d'une bonne santé, issu d'un père *rhumatisant*, est pris subitement, à la suite d'un refroidissement contracté en automne, de douleurs articulaires qui affectent successivement toutes les articulations, et en particulier celles des genoux et des pieds, avec beaucoup d'acuité. Rien n'ayant pu réussir à le guérir et n'ayant retiré qu'un soulagement imparfait de la médication mise en œuvre, il se décide, après huit mois de séjour au lit, à se laisser conduire à nos Eaux, malgré son extrême faiblesse. Il redoutait beaucoup les fatigues du voyage de Lyon à Aix, qui était, il est vrai, beaucoup moins facile en 1820 qu'aujourd'hui. Mon père, à qui il fut recommandé par un de ses bons confrères qui honora longtemps la médecine lyonnaise, le Dr Montain, le trouva à son arrivée dans l'état suivant : faiblesse générale extrême, teint pâle, figure amaigrie, physionomie triste et découragée, langue saburrale, les digestions pénibles, accompagnées de flatuosités. Les selles étaient difficiles, la privation du sommeil presque absolue. Toutes les articulations participent à l'état rhumastimal, elles sont encore gonflées et quelques-unes sont douloureuses, celles des pieds plus particulièrement. Le malade est dans l'impossibilité de se tenir debout ; ses mains très engorgées ne peuvent rien saisir. Mon père a toutes les peines du monde à le rassurer sur les suites de son état. Il est persuadé, dit-il, qu'il ne guérira jamais. Heureusement pour lui, ses convictions changèrent bientôt, car, après deux bains d'eau minérale et la boisson de quelques verrées d'eau, il eut l'agréable surprise d'éprouver un bien-être qu'il n'osait plus espérer; peu à peu le sommeil revint et fut plus réparateur. Il put supporter quelques douches qui diminuèrent bientôt d'une manière sensible le gonflement articulaire et la douleur des pieds. Après quinze jours de traitement, il put descendre seul de son lit et s'aider à se vêtir. Au bout d'un mois, il put aller à pied à la douche, et partit 45 jours après son arrivée, dans l'état le plus satisfaisant. Il revint l'année suivante ayant souffert encore un peu pendant l'hiver, sans être cependant obligé de garder le lit. Cette seconde cure fut moins longue que la première. M. V... paraissait ne pas en avoir besoin, tant il était changé et radieux de se trouver guéri, au lieu même où un an plutôt il avait pensé mourir.

La guérion de M. V... ne s'est jamais démentie, j'ai eu moi-même occasion de le revoir il y a quelques années, et il conservait toujours un agréable souvenir des soins de mon père et des bienfaits des eaux d'Aix.

OBSERVATION IIe

Rhumatisme articulaire général sans antécédents d'hérédité.

Mme de R..., jeune femme de 24 ans, d'un tempérament bilieux, arriva à Aix à la fin du mois de juillet 1832 pour y prendre les eaux. Elle était atteinte d'une affection rhumatismale qui occupait toutes les articulations ; il n'y avait pas eu de cause déterminante bien prononcée. Mme de R..., qui aimait beaucoup le monde, ne prenait pas toujours les précautions nécessaires en sortant du bal ou du spectacle ; c'est tout ce qu'on put savoir des antécédents de sa maladie. Il n'y avait pas eu d'état aigu proprement dit, l'engorgement s'était fait successivement et avec lenteur sur les articulations. Lorsqu'elle arriva à Aix, elles étaient encore toutes gonflées mais peu douloureuses. La jeune malade, affaiblie par le séjour au lit et la perte de l'appétit, avait beaucoup de peine à se tenir sur ses jambes et pouvait à peine remuer les bras. L'usage des eaux en boisson, bains et douches pendant un mois, rendit à Mme de R... une santé parfaite. Mon père la revit quelques années après, elle n'avait plus rien ressenti de ses douleurs passées. Il est vrai qu'au dire de son mari elle était devenue plus raisonnable.

OBSERVATION IIIe

Rhumatisme articulaire sub-aigu.

Un jeune homme des environs de Grenoble, M. P..., âgé de 28 ans, d'une constitution vigoureuse et pléthorique, avait eu l'imprudence de se baigner dans une eau très froide les derniers jours de mai, après une marche qui avait provoqué chez lui une sueur abondante. Huit jours après, il était pris de gonflement dans les articulations des genoux et des épaules, de douleurs excessives accompagnées d'une fièvre intense. Les antiphlogistiques furent employés dès le début et procurèrent un soulagement notable ; cependant, après deux mois de séjour au lit, le malade était loin d'être guéri. A l'état aigu avait succédé une disposition à des engorgements chroniques des tissus articulaires, le mal paraissait vouloir se prolonger indéfiniment. Heureusement, son médecin, voyant que les remèdes ordinaires devenaient inutiles, songea à l'envoyer à nos bains. M. P... y vint à la fin du mois de juillet, bien souffrant encore et bien pâle, malgré la vigueur de sa constitution. Il était si affaibli, qu'il pouvait à peine s'asseoir une heure sur son lit. Les articulations des genoux et des épaules étaient encore très gonflées et un peu sensibles à la pression, mais évidemment il ne restait plus de trace d'aucun travail inflammatoire. Des bains de vapeur de courte durée, des douches en arrosoir amenèrent bientôt une amélioration sensible. Peu à peu, l'activité des moyens fut augmentée, et après vingt douches et quelques bains, M. P... recouvra l'usage complet de ses jambes et de ses bras ; il revint l'année suivante complètement rétabli, pour faire une cure de reconnaissance qu'il fut obligé d'interrompre. Il jouit aujourd'hui d'une santé parfaite.

Chaque année nous avons l'occasion d'observer des guérisons de ce genre.

OBSERVATION IVe

Rhumatisme articulaire.— Double hydarthrose des genoux.

L'observation suivante est relative à un fait tout récent. Nous nous plaisons à la citer parce qu'elle prouve une fois de plus l'efficacité de nos douches et de nos vapeurs, comme moyens résolutifs des épanchements de synovie que laisse après lui le rhumatisme fixé sur certaines articulations.

M. H. D..., habitant Paris où il s'est fixé après de longs voyages sous les tropiques, est frappé subitement de rhumatisme sub-aigu, à la suite d'une imprudence. Occupé à surveiller à Neuilly les plantations d'un jardin par un temps humide du mois de novembre, il éprouve certains symptômes précurseurs, dont il ne tient aucun compte au milieu de ses préoccupations, et le lendemain il se met au lit pour n'en sortir qu'après bien des jours de cruelles souffrances.

L'affection rhumatismale qui vient de se déclarer a pour siége principal l'articulation d'un genou d'abord, puis celle de l'autre après trois mois de traitement. Le malade attribue cette recrudescence nouvelle à des douches de Barège prises à Tivoli pendant les grands froids de janvier. Plus tard les douleurs rhumatismales n'affectent pas les genoux seulement, mais encore les deux poignets, l'épaule droite et un doigt de la main gauche.

Ainsi qu'il arrive malheureusement le plus souvent en pareille circonstance, les moyens les plus rationels mis en œuvre par les médecins appelés, sont impuissants à enrayer la marche de l'affection. Un ancien client des thermes d'Aix, informé de l'état du malade, lui donne à lire le recueil des observations que nous avons publiées, et celui-ci s'empresse de nous demander par écrit quelques avis. M. D... nous arrive dans les premiers jours de mai. Il porte encore sur ses traits l'empreinte de ses longues souffrances. Les deux genoux sont le siége d'un épanchement considérable de synovie ; la marche est difficile, mais l'absence de toute douleur dans l'articulation dénote que nous touchons au moment opportun de faire usage des eaux. M. D... nous apprend encore qu'il porte depuis 15 ou 20 ans un léger catarrhe de la gorge, qu'il est sujet à des palpitations fréquentes, attribuées à l'abus des eaux alcalines et à des causes morales. Ces dernières circonstances sont loin d'être une contre-indication à l'usage des eaux. Nous commençons le traitement le lendemain de son arrivée. Les bains, les étuves, les douches en arrosoir, successivement employés, constituent le traitement suivi et ont pour résultat de rendre à M. D... l'usage de ses jambes. L'épanchement synovial est, après 20 jours, considérablement diminué, et à peine perceptible après un mois de traitement. Nous conseillons à M. D... de faire une seconde cure au mois d'août; il cède à notre conseil et part guéri. Revenu cette année pour l'unique besoin de revoir le pays où il a recouvré l'usage de ses jambes, M. D... veut à toute force les mettre à l'épreuve et fait dans ce but l'ascension de la Dent-du-Chat. Il est inutile d'ajouter qu'à son retour il chantait à la fois les merveilles du pays et celles des *Vertus des Eaux d'Aix*.

OBSERVATION V[e]

Mme P..., de Dijon, est un exemple non moins frappant de la guérison rapide de l'état rhumatismal sub-aigu affectant le système musculaire. Il occupait chez elle toute la partie sous-diaphragmatique du corps. Agée de 37 ans, d'un tempérament bilioso-nerveux, elle fut obligée de garder le lit pendant huit mois. Etant tombée malade à la fin de l'automne, elle passa l'hiver en proie à des douleurs rhumatismales très vives, et sa santé générale, bonne jusque-là, menaçait de se détériorer profondément, lorsque le temps lui permit enfin de se rendre à Aix, où son médecin voulait déjà l'envoyer bien plus tôt. Elle arriva ici le 2 juin 1835, souffrant encore beaucoup, pouvant à peine faire quelques pas dans sa chambre au bras de quelqu'un. Les eaux curent des effets si prompts chez elle, que le sixième jour après son arrivée, elle put faire une promenade assez longue dans le jardin de la maison ; le quinzième jour, elle marchait aussi facilement qu'avant d'avoir été malade.

OBSERVATION VIe

Sciatique rhumatismale.

La sciatique est une des affections qui se présentent dans les plus grandes proportions à nos sources. Certains caractères généraux et particuliers nous les font ranger dans la classe des névroses ou des rhumatismes. Pour nous, cette distinction importe surtout au point de vue du traitement. Elles guérissent fort bien l'une et l'autre, mais elles exigent, plus qu'aucune autre maladie, de se conformer exactement aux prescriptions du médecin.

M. N... a souffert pendant deux ans de douleurs rhumatismales erratiques, quelquefois très vives, surtout dans le dos et les lombes. A la suite d'une marche forcée, il est pris d'une sorte de paralysie de tout le membre inférieur droit. Depuis huit mois, il n'a réussi qu'à recouvrer le mouvement, il souffre sans relâche. Les douleurs sont très vives dans toute la direction du *fascia lata ;* il lui semblait, disait-il, avoir souvent un corps brûlant appliqué sur la partie externe de la cuisse, la marche était quelquefois très difficile et très douloureuse. Après avoir vainement employé tous les moyens usités en pareil cas, il fut envoyé aux eaux d'Aix par le Dr Martin, de Lyon. L'usage des bains tempérés, des douches en arrosoir et de l'étuve du *Centre* triomphèrent en deux ans du principe rhumatismal qui avait été produit par des suppressions de transpiration et le séjour dans un lieu humide. Il guérit radicalement.

M. le marquis de P..., d'un tempérament bilieux, âgé de 34 ans, vint à Aix en 1840, tourmenté par une sciatique qui depuis plusieurs années lui rendait la vie insupportable. Il avait fait usage trois fois de diverses eaux thermales de France sans aucun succès. Il me fut spécialement recommandé par le médecin qui lui conseilla de venir à Aix. Je lui fis prendre des bains tempérés de plus d'une heure plusieurs jours de suite, puis de légères douches en arrosoir et l'étuve aussi longtemps qu'il la pourrait supporter, suivie d'une douche générale de quelques instants. M. de P... fit deux saisons ; il s'en trouva si bien, qu'il allait répétant partout qu'il n'y avait pas de meilleures eaux que celles d'Aix. Il est venu pendant plusieurs années consolider sa guérison.

OBSERVATION VIIe

Rhumatisme localisé sur la poitrine.

M. C..., ingénieur, avait souffert plusieurs années de douleurs rhumatismales vagues, lesquelles n'avaient jamais sévi, en aucun point, assez pour l'inquiéter. Agé de 40 ans et en pleine santé, le principe rhumatismal qu'il tenait plus à titre d'hérédité que par toute autre cause, sévit tout à coup sur la poitrine, à la suite d'un coup de froid pris en travaillant en plein air. Depuis plusieurs années, les organes de la respiration étaient envahis chaque hiver par des douleurs très vives, qui s'accompagnaient d'une toux fatigante et d'une abondante expectoration mucoso-glaireuse mêlée quelquefois de sang. Le malheureux malade était obligé de passer tous les hivers dans sa chambre, et quelquefois il souffrait à ce point qu'il était obligé, pour pouvoir respirer, de porter la main sur sa poitrine et de se presser les côtes avec violence. Cet état se prolongeait souvent deux ou trois jours. Il n'y avait aucune attitude qu'il put garder même un quart-d'heure, et pendant tout ce temps le séjour au lit devenait impossible. M. C... était, à peu de chose près, dans cet état lorsqu'il vint à Aix.

L'amélioration qu'il éprouva fut si rapide et si sensible après cinq jours de l'usage des eaux, qu'il s'en effrayait, le pauvre malade ! craignant, disait-il, un déplacement de son rhumatisme sur le cœur ou sur le cerveau. Au bout de quinze jours, ne voyant rien de semblable se produire, il se rassura complètement et guérit si bien après deux mois de séjour à Aix, qu'il ne trouvait pas d'expression pour témoigner à mon père sa reconnaissance. L'hiver suivant, il le passa, d'après l'avis de son médecin et de mon père, dans le Midi, en attendant de revenir faire une nouvelle saison, qui l'a débarrassé pour toujours de ses horribles souffrances.

OBSERVATION VIIIe

Rhumatisme localisé sur l'abdomen.

Mme Hélène R..., âgée de 35 ans, constitution molle et lymphatique, issue de parents sains, si ce n'est que le père a souffert de rhumatisme accidentellement. Mme R... a eu deux grossesses assez pénibles, des couches laborieuses mais sans accidents. Elle a nourri ses deux enfants. A l'âge de 30 ans, à la suite d'un séjour dans une maison de campagne située dans un bas-fonds et trop exposée au nord, elle ressentit des douleurs dans les articulations des bras, des poignets, des pieds et particulièrement des genoux. Ces derniers furent même pendant plusieurs mois le siége de douleurs assez vives et d'un gonflement assez appréciable. Des bains de vapeur artificiels furent conseillés à Mme R..., qui en prit une douzaine sans en retirer aucun bien. L'état restait stationnaire et la santé générale était encore passable, lorsque, peu à peu, l'abdomen devint douloureux et détermina des accidents si redoutables, que la pauvre malade dut se résigner à se laisser placer deux sétons sur les parties latérales du ventre. Ce moyen énergique produisit un peu d'amélioration pendant quelques jours, mais les souffrances de Mme R... étaient si vives encore, qu'elles menaçaient de la jeter dans le marasme. Trois mois s'écoulèrent ainsi, et l'état général ne faisait qu'empirer lorsqu'on se décida à entreprendre le voyage d'Aix. Il fut des plus pénibles. La malade, étendue sur un lit disposé dans la voiture, perdit plus d'une fois courage en chemin. On dut employer deux jours à faire le trajet de Lyon à Aix. Elle arriva épuisée et dans un état moral tel, qu'on dut attendre six jours avant de la soumettre au traitement thermal. Elle prit cependant sans trop de répugnance, dès le deuxième jour, un verre de l'eau d'alun. Elle le digéra fort bien, ce qui l'encouragea à continuer, car depuis longtemps ses digestions étaient lentes et laborieuses. Le troisième jour, elle en prit deux et successivement jusqu'à trois, sans en être aucunement incommodée. Elle se trouvait elle-même plus calme, plus patiente. L'émission de l'urine, qui était assez souvent douloureuse, cessa de l'être. Cette circonstance la décida à se laisser placer dans un bain, qui fut préparé avec un mélange en parties égales de l'eau des deux sources et tempéré avec de l'eau naturelle. Elle put le supporter plus d'une demi-heure. On avait eu la précaution de l'additionner, ainsi que nous avons coutume de le faire souvent à Aix, pour les personnes irritables, d'une livre d'amidon. La nuit fut meilleure, on répéta le bain le lendemain, la malade y resta 40 minutes et déclara avec bonheur qu'elle sentait son mal *fondre* dans l'eau. L'effet d'un quatrième bain fut encore plus sensible ; la détente générale était manifeste, l'orgasme des jours précédents cédait comme par enchantement. Après un jour d'intervalle, pendant lequel on ne fit pas d'autre médication que de boire trois verrées d'eau minérale, on aborda la douche. Elle fut administrée dans les cabinets des Princes ; la malade, étendue sur une espèce de lit légèrement plié en avant, reçut pendant dix minutes quelques ondées dirigées avec beaucoup de modération et à travers une pomme d'arrosoir très fine, sur la région abdominale. On put recommencer le lendemain la même opération. Au bout de quelques jours, l'ensemble des moyens employés fut si bien supporté et produisit de si bons effets, qu'après huit douches et quatre bains de vapeur, Mme R... put descendre seule de son lit. L'appétit était revenu, les nuits étaient bonnes. Peu à peu, les forces revinrent aussi, et après deux saisons faites avec un intervalle de quinze jours seulement, Mme R... quitta Aix parfaitement guérie. Elle y avait passé deux mois, et put faire, avant de rentrer chez elle, une très longue promenade dont elle ne fut point fatiguée. Cette intéressante malade redoutait tant le retour de ses maux, qu'elle est venue régulièrement à Aix pendant dix ans. Nous avons appris qu'elle mourut, il y a quelques années, du choléra.

OBSERVATION IXe

Rhumatisme erratique localisé sur la poitrine et sur le cœur.

M. V... de S... est à la fleur de l'âge, doué d'une constitution magnifique, d'un tempérament sanguin nerveux ouvertement accusé par sa physionomie. Les antécédents héréditaires sont favorables ; ceux du sujet ne le sont pas moins : Il n'a jamais été malade.

M. V... se plaint d'avoir, à la suite de plusieurs imprudences, ressenti des douleurs quelquefois assez vives dans la région deltoïde et scapulaire gauche, et même aussi à la naissance du nerf sciatique. D'une activité extrême et animé d'une énergie peu commune, M. V... ne porta qu'une attention fort légère à ces douleurs, quoique malgré lui il fût obligé, à sa honte, de se laisser vaincre par elles en gardant le lit tout un jour par une recrudescence du point sciatique.

Jusque-là, les choses étaient encore de celles dont on peut se jouer. M. V.., qui se soignait fort mal et pensait se guérir par l'exercice du cheval et de la chasse, fut cependant un jour obligé de réfléchir sérieusement sur son état. Après une course très fatigante pendant laquelle il avait beaucoup parlé et gesticulé, il éprouva une gêne manifeste de la respiration, accompagnée d'une vive irritation de la gorge. Les jours suivants, il y eut de l'oppression, des crachats muqueux très abondants. Malheureusement, on était à l'entrée de l'hiver, et cet état si simple en apparence résista aux diverses médications appropriées, auxquelles M. V... dut bien quand même se soumettre. La toux était pénible, opiniâtre, évidemment catarrhale. En vain le malade réclamait sa sciatique et sa douleur de l'épaule... Il se résigna, pour la rappeler, à diverses applications qui furent sans succès. Obligé de garder la chambre une bonne partie de l'hiver, et s'irritant de pouvoir être malade, lui si robuste, il voulut aller dans le Midi. Il partit à la fin de février pour Marseille, ayant l'intention de se rendre à Nice, disant que c'était désormais sa patrie, puisqu'il était *poitrinaire*. Le changement d'air et de climat lui fit rapidement un bien sensible; un instant il se crut guéri, ne sachant pas à quel terrible Protée il avait affaire. A la suite d'une soirée joyeuse et de libations copieuses, M. V.. fut pris de mouvements tumultueux du cœur, si violents qu'il en pensa mourir. Il y eut pendant quelques heures une sorte de délire (de l'exaltation sans doute seulement, puisque le malade se rappelle fort bien les faits). Le médecin appelé administra des révulsifs aux jambes et une potion calmante. En deux jours l'amélioration fut sensible, et le pauvre jeune homme, qui attribuait son nouveau mal au climat chaud, repartit pour Paris, disant qu'il préférait encore *tousser* que *palpiter*.

Pendant deux ans, il fréquenta plusieurs établissements thermaux et n'obtint qu'un soulagement imparfait. Quand il vint à Aix me consulter, il éprouvait une oppression marquée, toussait un peu sans cracher ; le cœur était souvent fatigué par des mouvements désordonnés. Ayant eu l'occasion de constater récemment une guérison frappante d'un cas de ce genre chez une jeune femme, je le rassurai beaucoup en lui donnant l'assurance qu'il pouvait guérir radicalement. On lui avait dit en voyage que les eaux d'Aix étaient *trop fortes* pour lui, qu'elles lui feraient beaucoup de mal ; il arriva découragé.

Après quelques bains de vapeur tempérés, pris dans une douche des Albertins, l'oppression diminua graduellement, et la toux disparut complètement le sixième jour. Encouragé par ce succès, M. V... s'avisa de trop prolonger une séance à l'étuve *du Centre* et se permit, malgré ma recommandation expresse, de se faire arroser la partie postérieure de la poitrine au lieu de se borner, comme je le lui avais prescrit, à prendre trois minutes de douches sur les jambes au sortir de l'étuve. Une recrudescence des palpitations et de l'étouffement furent les suites de cette imprudence, qui corrigea pour le reste de sa cure M. V... de l'envie d'outre-passer mes prescriptions; deux jours de repos suffirent pour faire cesser les accidents. Chose digne de remarque, c'est que pendant la cure thermale les douleurs sciatique et scapulo-humérale, que rien depuis longtemps n'avait pu rappeler, se réveillèrent et alternèrent d'une manière frappante avec les troubles du cœur et encore quelquefois de la respiration. Vingt-deux douches et bains de vapeur avec la boisson de deux verres par jour de l'eau sulfureuse permirent à M. V... de s'en aller avec un cœur plus calme, mais en boîtant un peu.

L'année suivante il me revint, n'ayant ressenti qu'une seule fois et presque passagèrement des troubles du cœur à la suite d'une violente colère... J'avais conseillé à M. V... de consulter à son retour à Paris les praticiens les plus capables de le rassurer sur l'avenir. Il vit MM. Andral et Bouillaud; l'un et l'autre confirmèrent le jugement que j'avais porté après un examen scrupuleux et souvent renouvelé : l'absence absolue de toute lésion organique... Pourra-t-elle survenir? Sans doute c'est possible, puisque tout organe sain peut devenir malade, mais rien n'autorise à le regarder comme probable.

J'ai cité avec quelques détails cette observation, parce qu'elle peut servir à combattre un préjugé qui règne encore dans l'esprit de beaucoup de gens, c'est que nos sources sont toujours nuisibles dans les affections dont le cœur est le siége. L'examen des antécédents et des circonstances accidentelles doit, avec l'examen stéthoscopique, guider le praticien s'il veut éviter des erreurs de diagnostic, quelquefois compromettantes. J'ai retrouvé dans les notes de mon père de nombreux cas de principe rhumatismal ou autre, fixé sur les viscères, sur des organes importants, ayant fait croire longtemps à des lésions organiques. Heureux les malades que les circonstances amènent à faire usage des moyens dont nous disposons dans les établissements thermaux! Plus d'une fois ils évitent ainsi des maladies organiques réelles qui seraient devenues inévitablement la conséquence des troubles fonctionnels éprouvés par eux. Une maladie organique n'étant en définitive qu'une altération de tissu de telle ou telle nature, on comprend aisément que cet état pathologique puisse arriver autrement d'une manière spontanée et pour ainsi dire par un état morbide propre et spécial de tel organe.

Un autre fait non moins important résulte encore de notre pratique des eaux, c'est que le principe rhumatismal, après avoir menacé tous les organes essentiels à la vie, finit quelquefois par se localiser sur un organe moins important, et termine sa carrière et ses ravages en laissant, comme dans l'observation suivante, quelque difformité.

OBSERVATION Xe

Mlle A... est âgée de 23 ans, d'un tempérament nerveux ; elle est née de parents sains, mais unis par les liens du sang (cousins germains). Elle souffre depuis huit ans de douleurs rhumatismales vagues qui se fixent parfois sur la poitrine, le bas-ventre, la tête, comme aussi par intervalle sur toutes les articulations.

Mlle A... arrive à Aix dans un état pitoyable ; elle est très amaigrie, très faible, mal réglée, dans un état anémique très caractérisé ; elle est privée du sommeil, n'a pas d'appétit. Depuis trois mois elle est tourmentée par une toux sèche ; on s'inquiète pour sa poitrine, on conseille les eaux sulfureuses. Heureusement, il n'y a pas le moindre symptôme fébrile ; on a de bonnes raisons de penser que le mal de la poitrine n'est pas sérieux, quoique Mlle A... ait un peu fatigué cet organe par des exercices de vocalise : l'auscultation m'en donne la certitude. La respiration est normale, à peine un peu de râle muqueux et sibilant à la partie postérieure de la poitrine, qui s'explique par l'habitude prise de rester étendue sur le dos.

Quelques verrées de l'eau thermale de soufre avec partie égale de celle de Marlioz et quelques bains tempérés supportés sans la moindre oppression, jugèrent la toux et une petite douleur sous-épineuse qu'accusait Mlle A... à son arrivée. Les douleurs du bas-ventre diminuèrent aussi, l'estomac digéra mieux au bout de huit jours. Quelques bains de vapeur diffuse dans un cabinet des Albertins, suivis de légères douches sur les jambes et la partie interne des cuisses, ranimèrent les forces ; les règles parurent le vingtième jour beaucoup plus abondantes qu'elles ne l'étaient depuis plus de trois ans.

Après un mois de séjour, Mlle A... s'éloigne dans un état aussi satisfaisant que possible. Elle peut chanter de nouveau sans fatigue, digère bien, et au lieu de passer la journée sur un sofa, elle se promène à pied et danse plusieurs fois avec entrain. Onze mois après ce changement avantageux, Mlle A... est ramenée à Aix par son père ; elle est en grand deuil, triste, pâle, très souffrante. Le chagrin d'avoir perdu sa mère l'a mise dans cet état. J'apprends aussi que depuis trois mois elle boite, que tous ses maux passés se sont fixés sur le membre inférieur gauche et principalement sur l'articulation coxo-fémorale du même côté. Ainsi que son médecin, M. Imbert, de Lyon, je constate un allongement du membre avec diminution de volume ; Mlle A... marche avec des béquilles. Heureusement, le principe rhumatismal qui a sévi avec violence sur cette partie, a laissé les autres en repos ; l'état général est passable, quoique la fonction menstruelle soit suspendue depuis la mort de sa mère, depuis trois mois. Le traitement put être plus actif que l'année précédente, il réussit à rappeler la menstruation, fit disparaître les douleurs de la hanche, et ne laissa à Mlle A... qu'une légère claudication et un allongement imperceptible du membre.

Nous conseillâmes au père une nouvelle saison, dont on se dispensa. Mlle A... se maria et ne songea plus qu'à ses enfants. Nous avons su qu'elle est toujours un peu boiteuse.

Affections lymphatiques.

Les maladies qui se rapportent à ce vice général sont nombreuses et presque toujours sous la dépendance d'une influence diathésique très prononcée. Leur nombre et leur variété dépendront sans doute beaucoup plus de leur siége que d'un mode pathologique particulier, car l'élément générateur est unique et pour toutes le même. Elles portent presque toujours des caractères généraux distinctifs qui permettent rarement de les méconnaître. Une faiblesse considérable de la plupart des fonctions d'ensemble, le défaut d'activité de l'appareil sanguin, l'appauvrissement de la partie cruorique du sang, la prédominance marquée des matériaux séreux et leur élaboration vicieuse, l'innervation languissante ou pervertie par suite d'un sang trop pauvre, une prédisposition particulière aux fluxions lentes sur les tissus blancs, une tendance aux formations fibrineuses, telles sont les principales altérations fonctionnelles que nous apportent les malades placés sous l'influence de cet état diathésique.

La scrofule est une des conséquences les plus habituelles du vice lymphatique, et les ravages qu'il produit sous cette forme sont souvent non moins redoutables que difficiles à guérir. Sans parler de ces stigmates ineffaçables qu'on pourrait plus d'une fois éviter en recourant assez tôt à la médication hydrothermale sulfureuse, il est bien d'autres altérations organiques qui en sont la triste conséquence. Le rachitisme, dans lequel le défaut de développement général semble s'être concentré sur le système osseux, qui a pour effet les déviations de la colonne vertébrale, les courbures vicieuses des os et des membres, est une des formes les plus graves sous lesquelles il se présente à nous. Souvent il est accompagné d'un retard sensible dans le développement de la puberté, de molesse des tissus, de flaccidité et bouffissure des chairs. Le système cellulaire est infiltré, la circulation peu active, il y a des manifestations catarrhales sous forme de coryza, leucorrhée, œdème, etc. Les flux muqueux, les abcès, la carie des os, les tumeurs blanches, articulaires, certains ulcères atoniques, sont le plus souvent des altérations organiques dépendantes du même principe... Les Eaux d'Aix, par l'excitation thermo-minérale qu'elles provoquent et l'ensemble si complet des ressources hygiéniques qu'elles présentent, autant que par le mode altérant qui leur est propre, sont merveilleusement appropriées à cet état pathologique. Elles relèvent l'état languissant des fonctions générales, surtout l'appareil sanguin, et stimulent la diathèse elle-même ; elles modifient en un mot, de la façon la plus heureuse, l'ensemble de l'organisme. Sous leur influence on voit les tumeurs blanches des petites articulations, des mains, des pieds, diminuer graduellement et fondre pour ainsi dire jour par jour, surtout lorsqu'il n'y a pas de dépôt tuberculeux.

C'est dans ces circonstances que les Eaux de Challes nous sont un adjuvant héroïque.

OBSERVATION XIe

Tumeur blanche au genou.

Mlle T..., âgée de 22 ans, complexion délicate, tempérament lymphatico-nerveux. Antécédents héréditaires goutteux. La première enfance a été presque constamment maladive jusqu'à l'âge de cinq ans, où le changement d'air et de régime amena une amélioration sensible dans l'ensemble de la santé du jeune sujet. Réglée à 17 ans, la fonction menstruelle fut lente à s'établir, et jusqu'à 19 ans assez irrégulière. Lorsque Mlle T... arriva à Aix, elle portait au genou droit une tumeur blanche qui datait de près de deux ans et pour laquelle elle avait essayé divers traitements sans résultats avantageux. Le docteur Bottex, de Lyon, qui fut le dernier médecin consulté, l'adressa à mon père.

Elle présentait, à son arrivée à Aix, l'état suivant: maigreur générale voisine du marasme, impossibilité de se tenir debout, douleur, rougeur et grande chaleur au genou, qui ne pouvait exécuter aucun mouvement; douleurs d'estomac, inappétence, digestions difficiles, menstruation imparfaite, peu ou presque pas de sommeil, grande susceptibilité nerveuse.

L'état de cette jeune personne très intéressante, dit mon père, était inquiétant et pouvait faire craindre que la médication thermale n'augmentât les souffrances... Cependant, ajoute-t-il, connaissant depuis longtemps et par expérience l'action calmante de nos eaux dites d'alun prises en bains, je n'hésitai pas à la soumettre à l'influence de ce moyen. Après le quatrième bain tempéré, il eut la satisfaction de voir renaître beaucoup de calme, de reconnaître une diminution marquée dans la douleur, la chaleur et la rougeur du genou. Le sommeil revint, ainsi que l'appétit. Les bains furent continués de la même manière pendant une douzaine de jours avec des intervalles de repos. La douche fut administrée avec beaucoup de ménagements, sans frictions ni massage, et dirigée sur l'organe malade avec la pomme d'arrosoir; les deux premières furent de dix minutes seulement, puis successivement prolongées jusqu'à 12 et 15, et plus tard jusqu'à 25. Ce mode d'administration réussit fort bien. Les forces augmentèrent, l'engorgement diminua, les douleurs disparurent. Le sommeil et l'appétit revenus, les digestions se firent sans aucune fatigue, la menstruation devint régulière. Après quarante jours de traitement, Mlle M... marchait facilement avec des béquilles, que mon père lui conseilla de ne pas quitter de longtemps, pour ne pas fatiguer son genou. Elle revint l'année suivante et passa à Aix près de deux mois pour compléter sa guérison. Cette jeune personne prit une telle affection pour le pays qui lui avait rendu la santé, qu'elle est venue pendant longtemps lui faire chaque année sa visite de reconnaissance.

—

M. G..., jeune homme de 18 ans, portait aussi une tumeur blanche au genou gauche. D'une constitution éminemment lymphatique, les choses s'étaient aggravées à ce point qu'on redoutait déjà la nécessité d'une amputation. Il arriva ici dans un état pitoyable ; un mois de traitement suffit pour enrayer le mal. Il revint l'année suivante, amélio-ra encore beaucoup son état, put marcher avec une canne, et, la troisième année, acheva de se guérir assez parfaitement. Il boitait d'une manière imperceptible et pouvait marcher longtemps sans fatigue. Nous pourrions citer un grand nombre de guérisons de ce genre opérées sous nos yeux. Nous devons ajouter que, dans ces circonstances, le traitement est toujours long, surtout si l'affection et déjà ancienne.

OBSERVATION XIIe

Engorgement articulaire suite de couches. Prédisposition lymphatique.

Mme L. G..., d'une constitution éminemment lymphatique, issue de parents scrofuleux, âgée de 27 ans, portait, depuis sa seconde couche, des engorgements blancs sur plusieurs articulations. Les genoux, les poignets et tous les doigts des mains étaient gonflés, sans douleur à la pression ni changement de couleur à la peau : seulement, lorsque la malade avait ses règles, il se manifestait quelques légères douleurs aux articulations. Mme L... avait consulté beaucoup de médecins et avait fait divers traitements qui n'apportèrent aucun changement à son état. Les Eaux d'Aix lui furent conseillées par le Dr Viricel. Elle vint en faire usage en 1827, au mois de juillet. Elle séjourna ici pendant six semaines, prit des douches du Centre, avec friction et massage, des étuves et but une grande quantité d'eau sulfureuse. Les bains affaiblissaient la malade, ils ne furent pas employés. L'amélioration de l'état de Mme L. G... ne se fit pas attendre. Après une recrudescence de quelques jours dans l'état général, une apparition de douleurs dans les articulations qui jusque-là en étaient dépourvues, les engorgements diminuèrent d'une manière sensible, les forces reparurent, et les digestions, qui se faisaient assez mal, devinrent aussi bonnes que possible. Mme L. G... put bientôt faire un peu d'exercice, ce dont elle était privée depuis longtemps. Après quelques jours de repos, elle put recommencer la médication thermale, qui fut parfaitement supportée, ainsi que cela arrive toujours dans des états de ce genre.

L'année suivante compléta la guérison, qui ne s'est pas démentie. Dix ans après sa dernière cure à Aix, Mme L. G... y conduisit deux de ses filles, malheureusement lymphatiques comme elle et portant des engorgements glanduleux sur plusieurs parties du corps. Les bains de piscine, la boisson des eaux et quelques légères douches triomphèrent de ces manifestations. Les faits de ce genre pullulent à Aix et à toutes les eaux thermales sulfureuses.

OBSERVATION XIIIe

Fausse ankilose. Antécédents scrofuleux.

M. G..., jeune homme de 27 ans, né de parents entachés de lymphatisme. Le père est rhumatisant, la mère légèrement rachitique. Il porte lui-même des traces évidentes d'une constitution viciée. Il a eu plusieurs gonorrhées dont il est cependant bien guéri.

Il se présente à nous avec une fausse ankilose du genou droit, déterminée par une chute de cheval. Le genou fut vivement heurté, il s'y développa bientôt une inflammation très vive, à laquelle on opposa plusieurs applications de sangsues et des cataplasmes émollients et résolutifs. Les symptômes inflammatoires s'amendèrent, la douleur diminua d'intensité, mais le gonflement de l'articulation persista, et il resta dans le genou une grande rigidité des ligaments articulaires et une douleur sourde continuelle.

M. G... était depuis un an et demi dans cet état et usait vainement de toute espèce de pommades en frictions; l'amélioration était insignifiante et les mouvements d'extension et de flexion étaient devenus, malgré tout, presque impossibles.

Je le soumis, au début du traitement, à des bains tempérés de l'eau sulfureuse pour faire cesser la douleur de l'articulation et préparer celle-ci à recevoir la douche, qui fut parfaitement supportée sans raviver aucunement la sensibilité. Après un mois de traitement, de douches et d'étuve *du Centre*, de la boisson des eaux de Marlioz et des nôtres, M. G.... vit son engorgement se dissiper, les mouvements renaître dans l'articulation; chaque jour on pouvait constater le progrès. Je l'engageai à se reposer une vingtaine de jours, qu'il consacra à se promener à âne ou en voiture, puis à recommencer une nouvelle saison. Le bien qu'il avait éprouvé de la première ne laissait pas de doute sur le résultat de la seconde. Il fut conforme à mon attente. M. G... partit radicalement guéri.

C'est le seul cas de ce genre que j'ai vu guérir la première année.

OBSERVATION XIVe

Coxalgie. Suite de chute. Antécédents lymphatiques.

Mlle P..., jeune personne de 14 ans, très grande pour son âge, fille d'une mère rhumatisante, d'un père scrofuleux, fit, en courant sur un sol inégal, une chute sur le grand trochanter droit. Elle éprouva pendant près de vingt minutes une douleur extrêmement vive dans la cuisse et le genou, qu'elle cacha à ses parents. Elle put recommencer ses jeux et ses promenades à la campagne sans se plaindre aucunement. Une vingtaine de jours après l'accident, Mlle P... qui n'y pensait plus déjà, commença à ressentir une légère douleur dans l'articulation coxo-fémorale droite, douleur qui ne fit qu'augmenter chaque jour, et devint à la fin si intense, que la jeune malade ne pouvait sans crier supporter le moindre attouchement ni faire le plus petit mouvement du membre pelvien affecté. Les cataplasmes émolliens, résolutifs, les saignées et autres moyens employés en pareil cas ne produisirent aucun effet. Tous les remèdes mis en usage ne purent s'opposer à l'allongement du membre.

Lorsque Mlle P... fut envoyée à Aix, la différence de longueur était de plus de deux centimètres. Les médecins consultés avaient été unanimes à conseiller l'emploi de nos eaux, malgré la saison avancée.

On était à la fin de septembre. Mlle P... arriva le 22. Elle me fut recommandée d'une manière toute spéciale. Je lui fis prendre trois bains à domicile avant de la faire porter à la douche. La sensibilité diminua, ainsi que je l'avais prévu, et bientôt il fut possible de lui administrer de légères douches en arrosoir, sans aucune friction, sur la cuisse et la jambe malades. Après la troisième douche, Mlle P... pouvait descendre de son lit, se tenir debout et faire quelques pas à l'aide d'un bras, en portant la jambe gauche sensiblement écartée de l'autre et en décrivant avec elle un demi-cercle. Après la huitième douche, l'allongement était à peine sensible ; il n'y avait plus la moindre douleur dans l'articulation, dont les mouvements étaient devenus libres et faciles ; elle marchait seule et avec facilité. Trois bains et onze douches suffirent pour opérer la guérison d'un mal qui aurait pu laisser une difformité incurable chez cette jeune personne, si l'on eût différé de recourir à la médication des Eaux d'Aix, souveraines pour des maux de ce genre. Nous l'avons revue plusieurs années après, elle ne ressentait plus rien du mal passé.

Nous pourrions joindre à cette observation celle d'un grand nombre de jeunes sujets portant des affections de ce genre et guéris non moins radicalement par nos Eaux ; nous devons dire cependant que le succès n'est pas toujours aussi complet ni surtout aussi rapide ; que plus d'une fois il reste un peu de claudication et de faiblesse dans le membre.

OBSERVATION XVe

Difformité de l'articulation coxo-fémorale chez une jeune fille de 9 ans. Disposition héréditaire.

Mlle B..., jeune et intéressante petite fille jouissant en apparence d'une bonne santé, tient de sa mère une disposition à la coxalgie. — Le mal vient presque à l'insu de ses parents, sans souffrance appréciable. Quand on songe à s'en occuper, la difformité existe déjà d'une façon assez sensible. Bientôt la pauvre petite est tout à fait boiteuse, et toute la partie gauche du corps participe à l'état de faiblesse du membre inférieur, dont le raccourcissement est facile à constater. L'usage des bains et des douches, qui a déjà été salutaire plusieurs années avant à la mère, procure une amélioration rapide à l'enfant. La jambe et la cuisse, qui étaient menacées d'un arrêt de développement, revinrent au bout d'un mois à l'état normal ; la parité de longueur des deux membres paraissait exister, quoiqu'il restât encore un peu de faiblesse et une gêne presque imperceptible dans la marche. L'enfant n'est pas revenue, malgré la recommandation que nous en avions faite à la mère. Nous avons su plus tard qu'elle n'en avait pas eu besoin, que sa fille était aussi bien que possible.

OBSERVATION XVIe

Déviation de l'épine arrêtée dans son développement.

Mlle M..., jeune enfant de 7 ans, tempérament lymphatique, constitution faible, fruit d'une grossesse pénible causée par les tristes événements de juin à Paris. La pauvre enfant, toute chétive et sans vigueur, est sous l'influence d'un travail de ramollissement des vertèbres. Sa petite taille se déjette à gauche d'une façon très appréciable ; sa mère s'en inquiète à bon droit. On conseille les Eaux d'Aix pour fortifier cette pauvre constitution et s'opposer aussi aux fâcheuses conséquences du travail organique commencé. Le succès répondit à l'attente. La boisson des eaux de soufre thermales, associées plus tard à celles de Marlioz, des bains sulfureux à 30 degrés de la durée d'une demi-heure, des douches par irrigation le long du rachis, suivies d'une immersion de dix minutes dans l'eau de la douche, procurèrent à la jeune enfant une vigueur qui étonnait sa mère. Après un mois de séjour à Aix, elle retourna à Paris avec sa petite convalescente, que son médecin même put à peine reconnaître, tant était grand le changement opéré en elle. Deux autres saisons suffirent pour achever de guérir le mal enrayé par la première. Peut-être arrivera-t-il plus tard ce que nous allons signaler dans l'observation suivante.

OBSERVATION XVIIe.

Déviation de l'épine, rechute à l'époque de la puberté.

Mlle R..., de Turin, antécédents scrofuleux (hérédité), fut amenée à Aix à l'âge de six ans, dans un état analogue à celui du sujet de l'observation précédente. Comme lui, elle guérit complètement sous la direction de mon père. Huit ans plus tard, elle est ramenée à Aix par sa mère. Celle-ci venait prier mon père de la lui guérir encore une fois, mais elle eut le chagrin d'apprendre sa mort prématurée, et vint me la confier en témoignage de reconnaissance. Je mis tous mes soins à cette cure, qui m'intéressait doublement. J'appris que l'enfant était venue à Aix en 1840, et en consultant les notes précieuses qui m'ont été laissées, je pus bientôt dire moi-même à Mme R... tout ce qui s'était passé huit ans avant. Elle en fut ravie, et tira de cette circonstance les augures les plus favorables pour le résultat de la nouvelle cure. Elle avait quelque chose à m'apprendre à son tour, mais je pus lui en épargner aisément la peine, sachant bien d'avance ce qu'elle allait me dire. Elle confirma en quelques mots mes prévisions. Ainsi que j'en avais lu plusieurs exemples dans les notes dont j'ai parlé, et que je l'avais déjà observé moi-même deux fois dans ma pratique, il était arrivé qu'à l'époque d'évolution de la puberté, quelques mois avant la première apparition des règles, la taille de Mlle R... avait pris une courbure vicieuse. Presque toujours cet état coïncide aussi avec un allongement trop rapide de tout le corps, comme si la nature, préoccupée de faire beaucoup à la fois, ne pouvait faire qu'un travail incomplet. Je rassurai la mère et lui déclarai que ses *augures* se réaliseraient au gré de ses désirs.

Des bains de piscine, la boisson des eaux de Marlioz et de l'eau ferrugineuse de Saint-Simon firent disparaître la pâleur de la peau, rétablirent les fonctions digestives. Quelques douches le long du rachis rendirent à cet organe la force et le ton qui lui manquaient, et quelques autres, dirigées sur le bassin et la partie interne des cuisses, favorisèrent la menstruation, qui parut deux fois en 42 jours. Mme R... partit enchantée, me promettant de me faire connaître le résultat définitif de la cure. Elle tint parole, mais deux ans après seulement, en me faisant part du mariage de sa fille, dont les enfants viendront peut-être aussi à leur tour prendre un jour les Eaux d'Aix.

OBSERVATION XVIIIe

Coxalgie.

Mlle de P..., âgée de 10 ans, d'une constitution lymphatique, affectée d'une luxation spontanée ilio-fémorale accompagnée d'un ulcère profond à la partie moyenne de la cuisse. Tous les moyens mis en usage par les plus célèbres médecins de Montpellier, aussi bien à l'intérieur qu'à l'extérieur, ont été inutiles. Les antécédents héréditaires sont favorables. Cependant le père, robuste d'ailleurs, était goutteux. Mlle de P... arriva à Aix en 1823, présentant les symptômes suivants: maigreur et pâleur effrayantes, état général voisin du marasme, fièvre pendant plusieurs heures de la journée, suppuration abondante de l'ulcère, douleur très vive au plus petit mouvement de la partie malade.

Après quelques jours de repos, elle fut mise par mon père à l'usage des eaux sulfureuses prises en boisson, bains et douches en arrosoir administrées avec de grandes précautions, la peau recouverte d'un peignoir au début. Le premier effet de ces moyens, malgré tous les ménagements apportés dans leur administration, fut d'aggraver l'état général. Madame de P..., la mère de l'enfant, se désolait. La douleur de l'articulation avait augmenté, ainsi que la fièvre. Mon père, qui prévoyait bien ce résultat, rassura beaucoup Madame de P..., qui avait bien de la peine à partager ses convictions. Trois jours de repos rétablirent la tolérance du jeune sujet ; le calme revint, et dans six jours il y eut une amélioration sensible. Les bains et les douches tempérées furent continués et suivis de résultats presque inespérés, au moins par la mère. On passa deux mois et demi à Aix, et Mlle de P... revint en 1824 avec beaucoup d'embonpoint et de fraîcheur. Elle marchait avec des béquilles, plus par précaution que par nécessité. Cette année, elle usa des eaux avec plus d'activité pendant un mois et demi, et le bien qu'elle en obtint fut plus rapide encore que l'année précédente. Un cautère fut établi pour suppléer l'ulcère, qui avait fini par se fermer complètement.

Elle revint une troisième année à Aix pour compléter sa guérison. Elle y puisa des forces et une santé qui surprenaient sa mère. Le développement physique fut tel, que les personnes qui ne l'avaient pas vue depuis deux ans ne pouvaient la reconnaître. De longues promenades et beaucoup d'exercice se faisaient, dit mon père, sans rappeler aucune douleur ni la moindre fatigue. L'état de dépérissement de Mlle de P... depuis huit mois, ajoute-t-il, l'inefficacité de tous les moyens mis en usage par MM. Lordat et Delpech, prouvent hautement les effets merveilleux de nos Eaux appliquées avec prudence et discernement dans ce genre d'affection.

CHAPITRE XXI

Asthénie de l'innervation générale.

Nous rapprochons à dessein cet état pathologique du vice lymphatique et de la diathèse scrofuleuse, parce qu'il nous paraît évident qu'il y a de part et d'autre un ensemble de caractères généraux qui établit entre eux une grande ressemblance. S'ils ne suffisent pas, ce que nous nous empressons de reconnaître, pour en faire une même famille, surtout au point de vue de leur origine, on ne peut nier leur frappante analogie au moins apparente.

Sous la dénomination d'*asthénie de l'innervation générale*, nous comprenons trois états morbides particuliers : l'anémie, la chlorose et les cachexies. Malgré la différence bien marquée de leur nature particulière, nous les réunissons dans un seul groupe, parce qu'au point de vue qui nous occupe, de la médication hydro-thermale, nous devons surtout envisager le fait capital qui relie ces trois maladies et qui leur est commun à toutes, un trouble plus ou moins profond de la plupart des fonctions, et surtout le défaut de l'innervation générale dont elles portent un cachet difficile à méconnaître. Diverses circonstances ont pu produire ce défaut, cette asthénie. Des hémorrhagies abondantes et répétées, l'abus des sangsues et de la saignée, l'emploi intempestif et trop fréquent des purgatifs, les suites de maladies graves aiguës ou chroniques, une diète trop sévère et trop longtemps prolongée, une alimentation insuffisante et de mauvaise nature, des fatigues excessives, les veilles, la privation de soleil, d'air et d'exercice, l'abus des remèdes actifs, des habitudes vicieuses : telles sont la plupart des causes connues qui les déterminent le plus souvent sous la forme de l'*anémie*, plus d'une fois confondue à tort avec la *chlorose*.

En effet, l'une est essentiellement transitoire, accidentelle, et ne récidive que par de nouvelles causes, tandis que l'autre, la chlorose, est relativement un état permanent, un état constitutionnel lent à se développer, lent à abandonner le malade, et toujours disposé à se reproduire sous l'influence de la cause la plus légère. Dans cette dernière maladie, il n'y a pas seulement appauvrissement du sang comme dans l'anémie, mais on peut dire qu'il y a une anguification vicieuse dont le résultat est un fluide imparfait, dans lequel la sérosité abonde, où le principe colorant est en défaut. A l'anémique, il faut surtout lui rendre du sang ; au chlorotique, il faut donner à son sang d'autres propriétés pour combattre l'asthénie générale, ainsi que les désordres si variés de la nutrition et de l'innervation.

L'état cachectique, en dehors du point de contact indiqué, diffère de l'anémie et de la chlorose par ce fait particulier qu'il se rattache toujours à quelque cause placée en dehors de l'influence générale qu'il peut recevoir des circonstances que nous avons énoncées plus haut. Ainsi, par exemple, une constitution viciée par diverses maladies diathésiques, dartreuses, syphilitiques, rhumatismales, strumeuses, scorbutiques, cancéreuses, etc., une constitution détériorée par l'abus des préparations mercurielles ou l'intoxication saturnine, par des influences miasmatiques, paludéennes ou autres, sont des sources plus spéciales de l'état cachectique. Assez souvent il nous arrive produit par l'hypocondrie, accompagné d'une irritabilité excessive du système gastro-hépatique, d'une perte presque absolue des forces musculaires, d'affaiblissement des facultés intellectuelles, d'une grande instabilité nerveuse, de craintes souvent puériles et d'une mélancolie que rien ne peut vaincre.

Examinons un instant les principaux désordres qui sont les conséquences de ces états pathologiques, afin de mieux comprendre les ressources que peuvent offrir les eaux d'Aix pour les combattre.

Chez les sujets lymphatiques, la peau est décolorée, flasque, amincie, et très sensible aux influences atmosphériques ; le tissu cellulaire, infiltré ; la disposition aux engorgements passifs, œdémateux est constante ; il y a pâleur, atrophie de la fibre, mollesse des parenchymes, etc. Chez d'autres tempéraments, les désordres prédominants ne seront pas tout à fait les mêmes, parce qu'ils portent toujours des traces de leurs caractères particuliers. Les sujets nerveux, par exemple, seront plus particulièrement en proie aux aberrations des nerfs, à une irritabilité extrême, aux sensations les plus bizarres, quelquefois à des douleurs intolérables... Chez les uns et les autres, il y aura presque toujours faiblesse générale, essouflement, palpitations, écoulements passifs, etc.

L'action de nos Eaux thermales sulfureuses, en remédiant à la débilité fonctionnelle, en provoquant une excitation salutaire, en réveillant la sensibilité engourdie, en rendant aux tissus une force de réaction qu'ils avaient perdue, en activant la circulation capillaire, en rendant peu à peu au sang sa plasticité, en ramenant en un mot l'activité et la richesse là où il n'y avait que torpeur et pauvreté, produit le plus souvent une guérison complète, et détermine toujours une amélioration rapide et sensible.

Les conditions hygiéniques jouent dans ces circonstances un rôle important. Un air pur, vif et léger, un régime tonique, l'exercice au soleil, des excursions à la montagne, le spectacle d'une nature belle et grandiose aident puissamment à l'action thermale. Les ressources qu'on peut désirer dans ce cas seront complètes si l'on joint à celles que nous avons énoncées le voisinage d'une source ferrugineuse, celui d'une source alcaline magnésienne et celui d'une eau sulfureuse iodurée et bromurée comme celle de Marlioz. A Aix, nous sommes assez heureux pour les réunir toutes : aussi voyons-nous chaque année un grand nombre de guérisons s'opérer dans l'ordre pathologique qui nous occupe.

Est-il nécessaire de faire ressortir combien la chlorose en particulier devra retirer d'avantages de la présence d'une source ferrugineuse aux portes d'Aix? Si elle convient aux anémiques en faisant cesser la diminution de l'élément ferrique globulaire du sang, pour le même motif elle devra convenir aux sujets chlorotiques, pour qui le fer est, comme on le sait, un spécifique. Nous obtenons chaque jour les résultats les plus heureux de l'association du fer et de la médication thermale. L'action stimulante de cette dernière sur l'appareil digestif, son mode reconstituant et la production du flux ménorrhagique qu'elle détermine presque toujours, donnent souvent lieu à des guérisons surprenantes. « Les « pâles couleurs, avec dépravation de l'estomac, disait Bordeu, sont tous les jours guéries par nos eaux ; elles ont le double avantage de pousser les mois et d'en modérer le flux excessif. » Nous pouvons avec non moins de raison dire la même chose des nôtres...

OBSERVATION XIXe

Chloro-Anémie. — Tubercule pulmonaire.

Mlle S..., âgée de 18 ans, tempérament lymphatico-nerveux, complexion délicate, sujette à des troubles du côté du cœur, ayant éprouvé, à la suite d'un traitement par l'eau froide, des accidents cérébraux. Etat chlorotique, palpitations, débilité d'estomac, pertes blanches aqueuses très abondantes, faiblesse musculaire excessive, étouffement à la marche. Depuis deux ans, suppression des règles; depuis quinze mois, toux, oppression, douleur à la partie supérieure de la poitrine, crachats muqueux. L'examen stéthoscopique révèle du côté droit une respiration bien plus faible qu'à gauche, et du craquement humide dans la fosse sous-épineuse. Pendant l'hiver précédent, l'état fébrile a été presque continuel, souvent accompagné de sueurs générales mais modérées, et quelquefois aussi de troubles nerveux affectant le type périodique. Les antispasmodiques ont été vainement employés, ainsi que la quinine; le fer seul, aidé d'une alimentation appropriée et d'amers, fit pour quelques jours cesser les troubles d'innervation, qui reparurent aussitôt que les préparations martiales ne furent plus tolérées par l'estomac. On avait pu croire un instant au retour de la menstruation, malheureusement il n'en fut rien : la toux, l'oppression, les crachats et la douleur de poitrine redoublèrent bientôt d'intensité, malgré l'huile de foie de morue, l'iodure d'amidon et les préparations sulfureuses, qui furent tour à tour essayées sans produire aucun soulagement. En présence du peu de succès des moyens thérapeutiques mis en usage, l'indication des eaux minéro-thermales sulfureuses d'Aix et de Marlioz était précise. Mlle S... y fut envoyée aussitôt que son état le permit. La susceptibilité de la jeune malade, jointe à son extrême faiblesse, était si grande, que l'administration des eaux réclamait les plus minutieuses précautions ; on eut même à craindre qu'elle fût impossible, car pendant plusieurs jours Mlle S.. ne put entrer même dans une douche des Princes aérée et ne contenant presque aucune vapeur, sans tomber en syncope.

Cependant, les journées n'étaient pas entièrement perdues pour la cure hydro-thermale, l'eau sulfureuse en boisson à la dose de deux verres dans les vingt-quatre heures était tolérée ; peu à peu la dose fut augmentée sans fatigue pour l'estomac, et bientôt on put prescrire un demi-verre d'eau de Marlioz coupée avec du lait. Huit jours s'écoulèrent ainsi, pendant lesquels j'étais parvenu à faire prendre deux fois une douche de sept minutes sur les extrémités inférieures dans le cabinet de la *Grande-Locale*. Deux bains de siége avec l'eau d'alun tempérée avaient été également pris à domicile.

Il importait hautement, en vue de l'état pulmonaire, des pertes blanches à combattre et du flux cataménial à rétablir, de pouvoir supporter l'action de la vapeur et celle d'une irrigation vaginale jointe à la douche chaude sur les extrémités inférieures, les cuisses et le bassin. A force de persévérance et en procédant chaque fois avec les plus grands ménagements, je parvins à remplir ces diverses indications. Après quinze douches prises dans la division des Princes, on pouvait déjà constater une amélioration des plus sensibles. Quelques troubles nerveux qui inquiétèrent un instant la famille, furent les signes précurseurs d'un fait de la plus haute importance, du retour de la fonction menstruelle. La toux diminuait chaque jour, l'oppression était beaucoup moindre. Avec l'augmentation des forces digestives et la diminution des pertes blanches, les forces musculaires renaissaient. Un succès aussi rapide et, disons-le, aussi inespéré, ne laissait pas le moindre doute sur ce qui restait à faire pour compléter la cure, à insister sur la médication suivie, en reprenant l'usage des remèdes qui n'avaient pu être tolérés en dehors de l'action des eaux. Les douches furent administrées en plus grand nombre et plus longtemps prolongées sans causer de fatigue, alternées de temps à autre avec des bains de piscine ; l'eau de Marlioz fut portée à la dose de deux verres par jour ; l'huile de foie de morue, dont je crus opportun de reprendre l'usage, fut en même temps très bien supportée pendant tout un mois sans aucun trouble des fonctions digestives.

L'emploi de ces divers moyens combinés eut pour résultat une nouvelle apparition des règles, qui cette fois eut lieu sans trouble nerveux ; une diminution considérable des pertes blanches, une cessation absolue de la toux et de l'oppression, un retour des forces qui permit à la malade de faire tous les jours une promenade de plusieurs heures. La respiration était libre et égale des deux côtés de la poitrine et l'on n'entendait plus aucun bruit anormal dans la fosse sous-épineuse. L'amélioration de la santé de Mlle S... a continué après son départ des eaux, et j'ai appris plus tard que sa guérison avait paru merveilleuse à tous ceux qui connaissaient la jeune malade.

OBSERVATION XXe

Anémie générale.

Mme de T... s'est mariée à 17 ans; d'une complexion délicate et douée d'un tempérament nervoso-lymphatique, elle devint grosse un an après son mariage. La gestation fut très pénible, accompagnée d'un dégoût absolu pour le manger, et se termina par des couches difficiles qui donnèrent un enfant mort depuis quelques jours. Les pertes sanguines relativement copieuses qu'éprouva la jeune femme, le chagrin de la perte de son enfant, rendirent la convalescence très longue. M. Montain conseilla les eaux d'Aix pour rétablir cette santé délabrée. Mme de T... était dans un état voisin du marasme, pâle, horriblement amaigrie, fatiguée par une petite toux sèche et presque incessante. Elle se plaignait aussi de maux de reins et de douleurs profondes dans les hypocondres; elle était triste, abattue, mal réglée et épuisée par des pertes blanches extrêmement abondantes. L'estomac fonctionnait si mal, qu'elle redoutait de prendre les moindres aliments.

Mon père, en la voyant dans cet état, hésite à lui conseiller l'emploi des eaux. Il l'examine attentivement, s'assure qu'il n'y a aucun symptôme réel de fièvre hectique, que la poitrine ne porte aucune trace de lésions tuberculeuses, et conçoit bien vite des espérances qu'il fait partager à la famille. Les eaux sont d'abord administrées en boisson à la dose d'un demi-verre d'eau d'alun, de demi-bains, puis de bains entiers. La jeune femme supporte très bien cette légère médication, à laquelle on joint bientôt de faibles douches tempérées qui procurent à la malade une sensation de bien-être qu'elle trouve indéfinissable... On est obligé d'insister pour qu'elle se laisse emporter dans son lit. Des irrigations vaginales fréquemment répétées tarissent le flux leucorrhéique et contribuent, avec la boisson de l'eau d'alun et de l'eau martiale de Saint-Simon, à remettre les voies digestives. Vingt jours suffirent pour rendre les forces et l'appétit, faire cesser les douleurs des lombes et rendre un peu de gaîté à Mme de T... Le trentième jour de son traitement, des membres de sa famille qui viennent se réjouir avec elle, ont de la peine à la reconnaître. Elle continue la cure pendant vingt jours encore, avec des intervalles de repos, et retourne à Lyon remercier son médecin, qui en croit à peine ses yeux. L'année suivante elle est revenue corroborer sa guérison et se débarrasser d'une nouvelle apparition de flueurs blanches. A 21 ans, elle est devenue mère une seconde fois, et a eu des couches heureuses.

OBSERVATION XXIe

Anémie. — Hypocondrie.

M P..., âgé de 42 ans, d'un tempérament bilioso-nerveux, voué à des travaux de cabinet, mène depuis 20 ans une vie sédentaire. Il a eu plusieurs maladies sérieuses, pendant lesquelles les viscères abdominaux ont été le siége de graves désordres. Sa dernière maladie a été, dit-il, caractérisée par son médecin de fièvre bilieuse. Elle remonte à deux ans. Il a pris les eaux de Vichy, mais d'une façon très incomplète, pendant fort peu de jours. — Il se présente à nous le teint pâle et flétri; la peau est décolorée, l'expression du visage est celle du découragement et d'un ennui profond. Il s'exprime avec lenteur et se plaît à raconter avec détail tout ce qu'il éprouve. Il ajoute la plus grande importance aux moindres choses, et je ne puis douter longtemps que j'aie affaire à un malheureux hypocondriaque. Les digestions sont lentes, laborieuses, accompagnées de borborigmes. Il y a empâtement général des viscères abdominaux, sans augmentation appréciable du volume du foie, quoique cela soit l'idée fixe de M. P..., qui me déclare que c'est surtout la gêne qu'il éprouve dans cette région qui l'a déterminé à quitter son travail, devenu impossible.

J'avais présente à l'esprit une guérison remarquable de ce genre, opérée sous la direction de mon père pendant les premières années de mes études. Comme alors aussi, j'avais affaire à un sujet jeune encore et à un mal assez récent; je pris sur moi de promettre à M. P... de le guérir. Cette assurance nouvelle lui donna de la confiance, et il se soumit aveuglément à mes prescriptions. — Il but beaucoup d'eau de Marlioz à la source même, où j'exigeai qu'il se rendît à pied deux fois par jour. Je l'envoyai aussi quelquefois à la source ferrugineuse de Saint-Simon, et à ses repas je lui faisais boire de l'eau de la nouvelle source *Raphy*, dont j'avais déjà éprouvé, ainsi que plusieurs de mes confrères, les bons effets dans certaines dyspepsies.

Le traitement hydro-thermal se composa de bains d'eau d'alun, de douches tempérées aux *Albertins*, puis successivement plus chaudes au *Centre*, d'irrigations avec la pomme d'arrosoir, avec de légères succussions sur les organes abdominaux, et de douches ascendantes tous les deux jours; un régime approprié, des promenades au grand air, de la distraction, complétaient l'ensemble des prescriptions qui furent rigoureusement exécutées.

En 22 jours, l'amélioration fut si complète, que M. P... songeait à partir. Je l'engageai à rester encore douze jours, pendant lesquels il prit huit douches tempérées aux Princes, avec frictions et massage le long du rachis et des membres, révulsion sur les extrémités inférieures et quelques affusions écossaises graduées pour rendre à la peau le ton nécessaire.

M. P... a suspendu pendant un an encore ses occupations, d'après l'avis de son médecin, et jouit aujourd'hui d'une santé parfaite.

L'état anémique que nous observons le plus fréquemment à Aix est celui qui se lie à des troubles fonctionnels de la menstruation, aux suites de maladies longues qui laissent des traces de faiblesse interminables. — Les guérisons sont, dans ces cas, aussi promptes que sûres.

CHAPITRE XXII

Engorgement chronique des viscères abdominaux.

Nous comprenons sous cette dénomination diverses affections morbides, désignées par les auteurs sous les noms d'*obstruction*, d'*empâtement*, d'*engorgement des viscères*. Cette espèce pathologique ne peut-être admise à nos sources, comme à toutes les eaux sulfureuses, qu'à la condition expresse qu'il ne reste plus, et depuis un temps assez long déjà, aucune trace de travail inflammatoire dans les organes malades. En un mot, elles doivent, pour guérir par notre médication, porter le cachet des maladies chroniques, être devenues presque incurables. On verra, par l'histoire des malades que nous citons plus loin, que les plus belles cures de ce genre sont produites chez des sujets dont l'état paraissait désespéré et placé en dehors des ressources de la médecine. En effet, on sait par une triste expérience combien il existe encore de maladies réelles, quoique souvent obscures, contre lesquelles les agents pharmaceutiques finissent par être d'une inefficacité désespérante. N'arrive-t-il pas tous les jours, surtout au sein des cités populeuses, de voir des individus débilités, épuisés par les excès ou les maladies, énervés quelquefois par la multiplicité des remèdes, et qui n'ont plus rien à en attendre, puisque souvent ils n'ont fait qu'affaiblir ou pervertir l'activité fonctionnelle de l'organe lésé? Les stimulants locaux, les toniques officinaux ne suffisent plus pour réparer les ravages du mal, pour détruire ces produits, ces reliquats morbides, pour s'opposer, en un mot, à tous ces désordres des principales fonctions. Le surcroît d'énergie et de vitalité nécessaire pour amener une guérison, pour combattre cet affaiblissement de l'innervation viscérale, il faut renoncer à l'attendre des moyens ordinaires; la médication hydro-thermale paraît alors être la seule ressource contre le mal, contre ce défaut de tonicité si marqué dans l'action des vaisseaux capillaires, cette sorte de pléthore humorale.

L'expérience démontre qu'en effet les organes qui deviennent le plus souvent le siége de ces fluxions lentes et profondes, sont principalement les organes les plus vasculaires. Pour mieux nous faire comprendre, nous laisserons parler les faits.

OBSERVATION XXIIe

Engorgement des glandes mésentériques chez un jeune sujet.

Le jeune B..., enfant de neuf ans, d'une constitution sèche et nerveuse (antécédents herpétiques du côté de la mère), était affecté d'engorgements des glandes mésentériques, contre lesquels tous les moyens pharmaceutiques avaient échoué. Les eaux d'Aix furent conseillées par le Dr Bottex et mises en usage en 1826 et 27 avec un plein succès, sous forme de bains, de douches et de boisson. L'enfant d'alors est un beau jeune homme aujourd'hui, qui jouit de la plus brillante santé. Mes relations avec sa famille, qui a conservé de mon père un souvenir ineffaçable, me permettent de l'affirmer.

OBSERVATION XXIIIe

Engorgement des viscères abdominaux.

Mme L. P..., jeune femme de 25 ans, d'une constitution délicate, éprouva, à la suite de sa première couche, une gastro-entérite qui lui laissa dans les viscères abdominaux des engorgements qu'elle porta plusieurs années sans retirer aucun bien des diverses médications auxquelles on la soumit.

Fatiguée des remèdes qu'on lui faisait prendre en pure perte autant que de ses maux, la malade se résigna à souffrir, et resta pendant cinq ans dans l'état ci-après : nulle activité dans les voies digestives, qui fontionnent si difficilement que la malade en est réduite à ne prendre qu'une dose insignifiante d'aliments ; l'exploration des régions hypogastriques et ombilicales fait découvrir l'existence de tumeurs éparses et plus ou moins volumineuses, le ventre est douloureux à la moindre pression, la maigreur est extrême, les forces musculaires sont presque anéanties. L'état général est peu rassurant ; heureusement la fonction menstruelle est assez régulière.

Mme L. P... arriva dans cet état à Aix ; elle fut recommandée à mon père par M. le Dr Polinière, qu'elle avait consulté à Lyon, dans un voyage qu'elle y fit dans un but religieux. Elle fut soumise à l'usage de bains préparés avec un mélange de deux eaux minérales à la température de 20 degrés. Elle ne prenait que trois bains par semaine, tant étaient grandes sa faiblesse et sa susceptibilité. Après quinze jours consacrés à l'usage des bains et de la boisson des eaux à la dose d'un demi-verre par jour, puis de deux successivement, elle put supporter des douches très légères dirigées avec des ménagements extrêmes sur les parties malades. On évitait avec soin toute percussion de l'eau en la brisant avec la main au sortir de l'arrosoir et en lui laissant toujours un peignoir sur la peau. Quinze bains et douze douches produisirent des résultats inattendus. Le ventre cessa tout à fait d'être douloureux, et les engorgements diminuèrent d'une manière sensible. Les forces générales revinrent avec l'appétit, et Mme L. P... quitta Aix après quarante jours, dans un état très satisfaisant. Elle retourna à Lyon remercier M. Polinière du bon conseil qu'il lui avait donné ; elle en reçut encore celui de retourner à Aix l'année suivante, ce qu'elle ne manqua pas de faire ponctuellement. Mme L. P... fut une des premières malades qui arrivèrent aux bains en 1837. Elle avait passé un bon hiver, ses digestions s'étaient faites sans peine, mais le ventre, à la fin de mars, commençait à redevenir un peu douloureux et tendu. Un purgatif doux, une once d'huile de ricin amena le soulagement, et les premiers jours de mai Mme L. P... inaugura la saison. Trente jours achevèrent de faire disparaître les engorgements abdominaux. Il est vrai qu'elle put cette fois prendre les eaux d'une manière plus active ; des douches ascendantes furent jointes, avec beaucoup de succès, à l'ensemble des moyens employés l'année précédente. M. Polinière a plus d'une fois témoigné à mon père que cette guérison avait dépassé de beaucoup ses espérances.

OBSERVATION XXIVe

Engorgement du foie.

Mme G..., de Toulon, âgée de 26 à 28 ans, d'un tempérament nerveux, d'une stature élevée, les membres grêles, éprouvait depuis plusieurs années une douleur à la région du foie, laquelle s'exaspérait à la moindre cause. Madame G... avait reçu les soins de plusieurs médecins distingués de Toulon et de Marseille, qui mirent en usage un grand nombre de remèdes sans obtenir aucune amélioration sensible, souvent même ses douleurs en étaient augmentées. Découragée par l'inutilité des remèdes qu'elle avait pris, n'ayant plus de confiance aux moyens pharmaceutiques, elle se décida à demander aux eaux un soulagement à ses souffrances. Le docteur Montain, qu'elle voulut consulter en passant à Lyon, l'engagea vivement à se rendre à Aix, et lui remit une lettre pour mon père. Elle arriva dans l'état suivant : maigreur extrême de tout le corps, teint jaune plombé, digestions difficiles, douleur fixe sur la région du foie, céphalalgie fréquente, grande lassitude des membres, pouvant à peine faire cinq minutes de promenade sans être obligée de s'asseoir.

Après trois jours de repos, Mme G... fut mise à l'usage des eaux d'alun en boisson, à la dose de deux, de trois, puis de quatre verrées par jour, coupées avec un quart de lait; des bains tempérés de la même eau d'une heure et demie de durée, de légères douches par aspersion sur toutes les parties du corps, mais surtout le long de la colonne vertébrale et sur la partie douloureuse du ventre : tel fut l'ensemble des moyens qui, en deux ans, produisirent les effets les plus salutaires. Les organes digestifs recouvrèrent l'activité perdue, la douleur et l'engorgement disparurent, toutes les fonctions, qui ne se faisaient que très irrégulièrement, reprirent le type normal. J'ai vu, dit mon père, Mme G... deux ans après sa seconde cure, avec toutes les apparences d'une parfaite santé.

OBSERVATION XXVe

Pleurodynie. — Irritation gastro-intestinale.

Mme Rambaud (1), âgée d'une soixantaine d'années, d'un tempérament lymphatique, est affectée de douleurs fixées sur les fausses côtes et les hypo-

(1) Nous avons pris la liberté de donner le nom de cette malade parce que non-seulement elle avait autorisé mon père à le faire, mais parce que telle était sa volonté exprimée dans une lettre chaleureuse qu'elle voulait faire publier comme témoignage de sa reconnaissance et pour indiquer à ceux qui pourraient souffrir comme elle le remède qui l'avait guérie.

condres, se propageant souvent dans toute la cavité abdominale, laquelle est beaucoup plus volumineuse que dans l'état normal. Il existe en même temps une grande disposition aphteuse, l'organe sécréteur de la bile paraît engoué et flottant dans du liquide. Madame Rambaud fut envoyée aux eaux de Vichy, dont elle ne retira aucun bien. Son médecin ordinaire lui ayant conseillé les eaux d'Aix, elle y vint avec répugnance, persuadée qu'elles ne lui seraient pas plus salutaires que celles de Vichy. Cependant elle ne tarda pas à changer d'avis. La boisson des eaux d'alun à la dose de trois à quatre verrées par jour, des bains et des douches sulfureuses sur les parois abdominales et sur les lombes eurent pour effet d'exaspérer pour quelque temps les maux de madame R..., qui eut pendant trois jours de vives douleurs d'entrailles, accompagnées de fréquentes et abondantes évacuations alvines. Le calme ne tarda pas à succéder à cette exacerbation passagère, et permit de reprendre l'usage des moyens énoncés.

A la grande surprise de la malade, les douleurs cessèrent complètement, les aphtes de la bouche et de la gorge, qui la fatiguaient beaucoup, disparurent, et, pour comble de bonheur, madame R... perdit enfin, au bout de 36 jours, ce qu'elle appelait son *gros ventre*. Elle revint l'année suivante confirmer sa guérison. Deux saisons suffirent, dans un état si grave, pour rendre à madame R... une santé qu'elle ne connaissait pas depuis plus de dix ans. A peine, en venant à Aix pour la première fois, pouvait-elle faire une promenade d'une demi-heure sans en être très fatiguée, et aujourd'hui, malgré son âge avancé, elle peut marcher une grande partie du jour et n'en est que plus forte. Je n'ai point vu, ajoute mon père, de malade aussi enthousiaste de nos eaux que madame R.. Il est vrai qu'elle avait de bonnes raisons pour cela.

OBSERVATION XXVIe

Engorgement de l'ovaire.

Madame de M..., tempérament sanguin nerveux, est envoyée à Aix pour s'y guérir de douleurs de reins et d'un engorgement de l'ovaire gauche. Cette maladie s'est développée à la suite de plusieurs couches successives très rapprochées dont cette jeune dame fut très affaiblie. La médication hydro-thermale fut suivie promptement de bons résultats. Les forces augmentèrent rapidement, et l'engorgement, qui était très appréciable au seul toucher, diminua beaucoup pendant son séjour à Aix. La résolution était complète cinq mois après. J'ai eu la satisfaction d'apprendre de la bouche même de la malade sa parfaite guérison.

OBSERVATION XXVIIe

Engorgement du col utérin avec granulation.

Madame la baronne de T..., jeune femme de 2

ans, tempérament lymphatico-nerveux, a eu dans l'espace de trois ans deux couches laborieuses. Depuis la dernière, qui avait nécessité l'application du forceps, elle se plaint de douleurs vives et de tiraillements dans la région lombaire, et quelquefois d'un sentiment de pesanteur dans l'hypogastre ; les menstrues sont irrégulières, et il existe une leucorrhée très abondante. L'examen au spéculum nous donne la raison de ces deux phénomènes. Le pourtour du col de la matrice est très gonflé, surtout à la lèvre postérieure, et l'on découvre de nombreuses granulations sur sa surface. Les cautérisations qui avaient déjà été employées n'avaient fait qu'augmenter les douleurs ; les antiphlogistiques, des injections calmantes et diverses furent aussi employées sans succès. L'état général de madame de T... commençait à lui donner de l'inquiétude ; elle était privée de sommeil et s'affaiblissait chaque jour à vue d'œil, ne pouvant prendre qu'une alimentation insuffisante, à cause de la fatigue de l'estomac.

Après deux jours de repos pour se remettre des fatigues du voyage, je prescrivis des bains tempérés d'une heure et la boisson de l'eau d'alun à la dose d'un verre, puis de deux et bientôt de trois par jour. Un peu de calme et de bien-être furent le résultat de ces moyens généraux. Je ne tardai pas d'y joindre l'emploi de douches légères et tempérées sur la région lombaire, le sacrum et surtout le bassin. Des irrigations vaginales employées avec beaucoup de ménagement, complétèrent, avec quelques aspersions générales sur tout le corps, l'ensemble des moyens mis en usage.

L'amélioration fut rapide, surtout du côté de la sécrétion leucorrhéique, qui changea bientôt de nature, puis diminua successivement, ainsi que les douleurs des lombes et de l'hypogastre. Un peu d'irritation bronchique étant survenue dans le cours du traitement, je fis prendre quelques bouteilles d'eau de Marlioz coupées avec du lait, et tout rentra dans l'ordre. Le spéculum m'avait permis de constater une diminution notable dans le gonflement du col utérin, un affaissement très sensible des granulations. Malheureusement, madame de T..... ne put pas prolonger son traitement aussi longtemps que je l'aurais désiré; elle ne prit que douze douches et huit bains. L'année suivante, encouragée par le succès de sa cure si courte et par le bien qu'elle en avait éprouvé quand même, elle revint au début de la saison, bien décidée à se guérir radicalement. Elle prit pour cela 22 douches et 12 bains en quarante jours, et j'ai su depuis par son médecin qu'elle n'avait plus rien ressenti de ses maux, mais qu'elle redoutait beaucoup une nouvelle grossesse.

Les cures de ce genre s'observent chaque année à Aix et deviennent de plus en plus nombreuses depuis que les médecins ont appris par l'expérience toute l'efficacité des moyens dont nous disposons, depuis surtout qu'on sait mieux combien de fois les engorgements utérins, les ulcérations granuleuses, les leucorrhées, sont liées à la diathèse scrofuleuse, ou dépendent de quelque principe herpétique. Nous en citons un exemple frappant à notre article des maladies de la peau. Les médecins n'ignorent pas davantage combien ces affections sont rebelles et sujettes à récidive quand on n'a à leur opposer qu'un repos plus ou moins absolu, des saignées dérivatives et des cautérisations : l'impuissance de ces seuls moyens, bien avérée aujourd'hui, explique le nombre toujours croissant de ces maladies aux différentes stations thermales. Nous devons ajouter qu'il est peu d'affections dont le traitement, pour être efficace, réclame plus particulièrement toute l'attention et la surveillance du médecin. Il va sans dire qu'il faut laisser tomber tout phénomène d'acuité, avant d'entreprendre l'usage du remède hydro-thermal.

CHAPITRE XXIII

Maladies de la peau.

Il est de notion vulgaire que les eaux sulfureuses jouissent d'une grande efficacité contre les affections du tissu cutané. Ce qu'on sait aussi d'une manière positive, c'est que ces affections sont très souvent héréditaires. Quant à leur cause pathogénique et d'entretien, on est arrivé à reconnaître qu'elle se rattache en général à une élaboration vicieuse des matériaux nutritifs, ou à une altération de l'appareil dépurateur cutané lui-même. Des expériences physiologiques faites sur les animaux ont démontré qu'on peut produire, en les soumettant à un régime particulier, des maladies dartreuses.

Souvent ces affections sont liées à un vice strumeux ou lymphatique ; c'est dans ce cas qu'elles guérissent le plus promptement et le plus sûrement par le seul secours de nos eaux. Dans la plupart des autres, nous joignons à la médication thermale l'emploi simultané des eaux de Challes et de Marlioz, dont les principes sulfureux sont alors beaucoup plus actifs que ceux de nos sources.

Les formes que peut revêtir cet état morbide sont des plus diverses, et cette variété dépend de plusieurs circonstances.

Les dispositions individuelles, les différences de texture épidermique, la nature même des sécrétions viciées de la peau, lesquelles peuvent être modifiées par des complications pathologiques particulières, sont les plus importantes à signaler. Souvent cet état pathologique, si bien nommé *herpétisme*, existe à l'état latent, et produit ainsi des désordres dont la cause reste longtemps méconnue. Il n'est pas rare de le voir se porter à l'intérieur et produire diverses affections chroniques souvent très opiniâtres. A l'estomac il produira des gastralgies, des gastrites désespérantes; aux intestins, des constipations opiniâtres, des diarrhées chroniques, que les eaux sulfureuses guérissent quelquefois contre toute attente, parce qu'on avait méconnu le principe qui en était la cause. Si c'est la muqueuse bronchique qui en est le siége, il déterminera ces toux fatigantes et continuelles qui en imposent quelquefois pour une disposition à la phthisie. Au canal de l'urètre, au vagin, il produira des blennorrhées, des leucorrhées, qui font le désespoir des malades et des médecins. En un mot, le vice herpétique peut déterminer les maladies les plus diverses en apparence, suivant le siége qu'il occupe. C'est dans cet ordre de faits que nos eaux thermales sulfureuses rendent souvent des services signalés. Elles décèlent la cause du mal, la mettent en évidence et rappellent à la peau une fluxion qui se faisait sur des organes plus essentiels à la vie. Lorsqu'on est assez heureux pour obtenir un pareil résultat, il ne faut rien négliger pour en conserver le bénéfice, car il est peu de maladies plus sujettes aux récidives que les maladies de la peau. Le traitement devra être long et répété pendant plusieurs années consécutives. Rien n'est plus nuisible au succès définitif que les traitements incomplets; ils ne font qu'user inutilement l'influence du remède, et nécessitent, plus tard, un usage beaucoup plus prolongé de la médication appropriée.

Nous nous faisons un devoir de rappeler aux baigneurs qu'en général les guérisons trop promptes doivent inspirer de la défiance, et qu'ils ne doivent pas, comme cela n'arrive que trop fréquemment, se croire guéris parce que leur mal a disparu... L'irritation locale cutanée abolie, il ne s'ensuit pas que le vice intérieur qui produit cette manifestation soit détruit. Cela est surtout vrai pour celles de ces affections qui sont héréditaires. Il est utile et souvent indispensable de recourir à la médication minéro-thermale pendant plusieurs années, même après guérison.

C'est surtout dans les cas de dartres chroniques sans exacerbation irritative, et chez les sujets lymphatiques que nos eaux donnent les plus beaux résultats. Nous associons avec beaucoup d'avantage, dans ces circonstances, les eaux de Challes et de Marlioz à l'emploi du bain et de l'étuve.

Les dartres folliculeuses sont en général assez rebelles, et particulièrement l'acné, même l'acné *simplex*, si commun dans la première jeunesse. La mentagre ou sycosis ne guérit pas non plus très facilement ; elle est plus tenace sur la lèvre supérieure, à cause de la présence des poils, qui, chez les hommes, entretiennent la fluxion dartreuse.

L'*impetigo larvalis* ou *sparsa* s'observe surtout chez les jeunes sujets ; c'est une affection, comme on le sait, peu grave en soi, mais, à cause de son développement considérable, elle réclame quelquefois des soins tout particuliers.

Les formes pustuleuses des dartres sont plus particulières aux sujets lymphatiques et scrofuleux, dont la constitution spéciale modifie singulièrement les productions morbides dartreuses et les complique quelquefois d'une manière fâcheuse. Nos eaux font, dans ces circonstances, de fort belles cures.

Le *porrigo favosa* est aussi traité souvent par nous avec beaucoup de succès.

Le *prurigo* est assez opiniâtre ; nous l'observons souvent à l'anus et aux parties génitales ; il importe de ne pas lui laisser prendre racine dans les organes. Ainsi que les lichens, il demande un traitement un peu long.

Le *pityriasis* guérit plus vite, surtout s'il n'est pas fixé au cuir chevelu.

On ne peut pas en dire autant du *psoriasis*, surtout de l'*inveterata*, qui est en général très long à guérir sous l'influence du traitement thermal, et résiste quelquefois à l'action des bains sulfureux. Nous sommes alors obligés d'associer à la médication thermale l'emploi d'autres remèdes, de certains topiques, tels que la pommade au goudron, ou d'autres préparations pharmaceutiques.

OBSERVATION XXVIIIe

Affection herpétique.

M. de M... arriva à Aix dans le courant de juin pour s'y guérir d'une affection dartreuse qui le tourmentait beaucoup depuis plusieurs années. Cette fluxion herpétique avait fixé son siége à la partie supérieure des muscles fessiers, au scrotum et parties voisines, quelquefois elle se déplaçait et procurait alors des douleurs très vives dans toutes les articulations en général, mais particulièrement dans la scapulo-claviculaire.

M. de M..., âgé de 44 ans, doué du reste d'une belle constitution, d'un tempérament bilioso-sanguin, avait remarqué cette indisposition chez lui après la cessation brusque d'une gonorrhée chronique. Quarante jours de traitement consacrés à la boisson des eaux sulfureuses, à des bains, des étuves et des douches, débarrassèrent complètement M. de M... de ce qu'il appelait son infirmité. Il eut la bonne pensée de revenir l'année suivante, selon le conseil de mon père. Après quinze douches il se disposait à partir, lorsqu'il eut la pénible surprise de voir reparaître sa dartre au scrotum. Il continua l'usage des bains et des douches, but beaucoup d'eau de soufre (moyen trop négligé peut-être aujourd'hui), et partit n'ayant plus aucune trace d'éruption. Il revint une troisième année confirmer sa cure, et guérit radicalement.

OBSERVATION XXIXe

Madame la marquise de St-A....., âgée de plus de 60 ans, constitution forte, tempérament bilioso-nerveux, fut envoyée à Aix par plusieurs médecins de Paris, qui n'avaient pu réussir à la guérir par les moyens pharmaceutiques. La malade n'attendait pas beaucoup plus de la médication nouvelle qu'on lui avait conseillée. Elle arriva donc découragée et sans espoir. La maladie cutanée dont elle souffrait beaucoup et depuis plusieurs années, avait pour siége la racine des cheveux, toute la partie interne des cuisses et les grandes lèvres, où elle lui causait un prurit insupportable. Il y avait, quand elle arriva, rougeur et tuméfaction des parties. Contrairement à ses prévisions, elle éprouva bientôt un soulagement notable. Les eaux prises en boisson, en bains et étuves sulfureuses firent cesser en 24 jours tout prurit. La pauvre malade était dans l'exaltation de la joie. Mon père lui conseilla de faire une seconde saison après quinze jours de repos. Elle resta à Aix encore une quarantaine de jours, et partit bien décidée à se plaindre qu'on ne lui eût pas conseillé plus tôt un remède aussi héroïque, qui avait à la fois guéri un mal affreux et rétabli sa santé générale, délabrée par la souffrance, l'insomnie et les remèdes. Elle est revenue plusieurs années encore et mourut huit ans après d'une hydropisie ascite.

Nous pourrions joindre à cette observation celles d'un bon nombre d'affections *érythémateuses*, de *prurigo du scrotum*, de la *valve*, de la *marge de l'anus*, si communes chez les sujets dartreux, et menaçant souvent de déterminer des complications organiques graves, suivant leur siége spécial, des fissures ou même des fistules de l'orifice rectal. Des phlegmasies dartreuses du vagin et de l'utérus sont aussi très souvent observées par nous et nous donnent des résultats qui surprennent d'autant plus les malades qu'ils étaient loin de soupçonner la cause de leur mal.

OBSERVATION XXXe

Stérilité entretenue par un vice herpétique.

Madame de R..., jeune femme de 25 ans, d'un tempérament nerveux très accusé, d'une complexion délicate, arriva à Aix à la fin de juillet 1822, dans le but d'y trouver un remède à une stérilité qui faisait son tourment. Elle souffrait depuis plusieurs années de douleurs de reins et d'un dérangement dans le flux menstruel. Mariée depuis six ans, elle était au désespoir de n'avoir pas d'enfants ; sa santé générale était bonne du reste, malgré un fond de mélancolie peu naturel à son âge.

Mon père, instruit de ses antécédents par des questions, minutieuses en apparence, qu'il fit à sa mère, sut que sa fille tenait d'elle une disposition dartreuse, *très légère*, dit-elle, mais très réelle, qu'elle avait portée à la partie interne des cuisses, quelquefois sous les aisselles, jusqu'à l'âge de la puberté. Il apprit aussi qu'à cette même époque la jeune pubère avait eu par intervalle des douleurs vives, quoique passagères, dans le bas-ventre, accompagnées d'un prurit fatigant de l'orifice de l'urètre.

La *dartre* apparente avait complètement disparu, ainsi que s'y attendait la mère, à l'apparition des règles, qui eut lieu à 17 ans. Elles furent très irrégulières et souvent pénibles jusqu'à 20 ans. Ces détails étaient plus que suffisants pour apprendre à un praticien des eaux ce qui s'était passé et ce qu'on pouvait raisonnablement attendre. Madame de R... fut beaucoup encouragée par mon père à espérer une grossesse; elle se conforma en tout point à ses prescriptions. Les douleurs de reins disparurent; une poussée très manifeste de l'espèce de celle que nous appelons la gale des eaux, eut lieu, et, après 40 jours de traitement, l'intéressante malade partit, emportant un espoir qui ne fut pas déçu.

Quatre mois après son départ d'Aix, madame de R... était grosse. Elle l'apprit elle-même à mon père par une lettre qui témoignait assez du changement opéré dans son moral par celui de sa santé. Les couches furent des plus heureuses : le petit bonhomme reçut de sa mère le surnom de Petit-Savoyard.

OBSERVATION XXXIe

Suites d'une répercussion dartreuse.

Madame P..., tempérament nerveux, antécédents héréditaires lymphatiques, âgée de 34 ans, malade depuis huit ans. Pendant plusieurs années, madame P... a éprouvé de violentes douleurs de tête qui ont été prises pour des migraines au début et plus tard traitées comme douleurs névralgiques. Le principe douloureux se déplace fréquemment, depuis trois ans surtout, et sévit alternativement sur le foie, l'estomac et la poitrine. Madame P... a fait usage deux fois des eaux de Vichy sans aucun succès. On lui conseille enfin celles d'Aix, et j'apprends d'elle, en l'interrogeant avec soin sur ses antécédents, qu'un an avant de souffrir de tous ses maux elle avait porté sur plusieurs parties du corps une dartre squameuse dont un empirique l'avait débarrassée à l'aide d'une pommade qu'elle ne put désigner que d'une manière incomplète. Je crus avoir la clef de tous ses malaises, et je lui fis prendre les eaux d'une façon très active en étuves, bains et boisson. Les eaux de Marlioz furent bues sur place, pendant tout un mois avec beaucoup d'exactitude. Comme dans le cas précédent, des manifestations à la peau eurent lieu pendant le traitement thermal, et un grand soulagement des douleurs du foie et de l'estomac en furent la conséquence. Madame P... revint l'année suivante dans un état déjà très satisfaisant, prit encore vingt étuves du Centre, quelques bains, et but beaucoup d'eau. Depuis trois ans la cure ne s'est pas démentie.

Que faut-il conclure de faits de ce genre? C'est que bien évidemment, dans un grand nombre de circonstances, les *organes souffrants* ne le sont que par contre-coup et sous la seule influence d'un principe pathogénique éloigné. Combien de troubles nerveux, de céphalalgies, de dyspnées, de palpitations même, existent sans une lésion organique spéciale! J'ai sous les yeux des faits concluants de cystite du col, d'inflammation superficielle et circonscrite de la vessie elle-même, que je m'abstiens de citer, parce que ce sont choses fort connues et qui ne proviennent pas d'autres causes que de répercussions exanthématiques. C'est dans ces cas surtout qu'il faut appliquer ce vieil adage médical, qui sera éternellement vrai : *Tolle causam tolletis effectum.* Mais, pour enlever la cause, il faut la connaître, et, pour la connaître, il faut prendre la peine de la chercher...

OBSERVATION XXXIIe

Acné de la face.

M. L. T..., âgé de 25 ans, complexion délicate, tempérament lymphatique, a fait en vain diverses médications actives pour combattre un acné rosacéa qui lui couvre une grande partie de la face. Cette maladie rebelle est héréditaire dans sa famille, il désespère de guérir. On lui a dit que les eaux d'Aix amélioreraient au moins son état. Il les prit quatre ans de suite et pendant deux mois chaque fois, sous la direction de mon père. Sa constance fut couronnée d'un plein succès. Il réussit à faire disparaître toute trace d'un mal qu'on avait jugé incurable. A la médication hydro-thermale mon père avait joint l'emploi de dépuratifs et de dérivatifs intestinaux.

—

Mme D... porte à la face, depuis trois ans, un acné très opiniâtre; elle a vainement essayé des moyens ordinaires. Elle guérit complètement à Aix, sous la direction de mon père, en trois saisons : deux la première année et une seule la seconde. Le mal s'était manifesté à la suite de ses premières couches et d'une lactation interrompue.

OBSERVATION XXXIIIe

Eczema.

Mme de L... porte sur les deux jambes un eczema qui a paru successivement sur plusieurs parties du corps. Elle souffre depuis deux ans, et le mal va progressant, malgré les remèdes employés ; la santé générale se détériore, il se forme sur une des jambes une sorte d'ulcération qui inquiète beaucoup la malade. Instruit que Mme de L..., âgée de 37 ans et qui a eu beaucoup de chagrins, est mal réglée, je m'applique à rétablir chez elle cette fonction, et je joins à la médication minéro-thermale un régime de vie approprié. 17 étuves du Centre, 12 bains sulfureux additionnés d'eau de Challes (3 bouteilles par bain), la boisson de cette eau coupée avec celles de l'établissement, rendirent à Mme de L... une amélioration sensible et un peu de gaîté. Elle dut revenir trois ans de suite pour guérir radicalement. En général, les affections de la peau vraiment sérieuses doivent, comme nous l'avons dit ailleurs déjà, recourir plusieurs années à la médication minéro-thermale sulfureuse, pour éviter des rechutes.

OBSERVATION XXXIVe

Dartre sécrétante.

La jeune B..., âgée de sept ans, née de parents scrofuleux, porte au nez une fluxion dartreuse qui menace de défigurer la pauvre petite par l'altération des tissus de cet organe. Il y a en même temps disposition au *carreau;* le ventre est très développé, les membres sont grêles. L'enfant porte des traces de ganglionites scrofuleuses. Je dus prendre de grands ménagements pour faire supporter les eaux à la jeune malade, qui est très irritable, très volontaire. L'amélioration du mal de la face l'engagea, au bout de quinze jours, à être plus soumise. Elle fit bientôt tout ce qu'on voulut, et obtint un changement si sensible dans son état qu'elle ne voulait plus partir. Elle a aujourd'hui quinze ans, et ne conserve, après quatre saisons passées à Aix, aucune trace des maux de son enfance, si ce n'est un coryza opiniâtre, qui disparaîtra sans doute quand la menstruation sera bien établie.

Psoriasis.

M. T..., jeune anglais de 22 ans, tempérament bilioso-lymphatique, porte sur une grande partie du corps un psoriasis que nous avons vu s'amender sensiblement dans l'espace d'un mois. Il y eut des récidives pendant trois ans, et la quatrième année toute trace du mal disparut sans apparition nouvelle depuis deux ans. Nous craignons cependant que la guérison ne soit pas absolue, parce que la santé générale laisse encore beaucoup à désirer et que le teint de la face porte encore les signes d'une cachexie profonde.

CHAPITRE XXIV

Maladies catarrhales.

Il n'est pas toujours facile de distinguer nettement dans ces affections ce qui dépend ou non du principe rhumatismal auquel il n'est pas rare de le voir lié, circonstance qui peut, dans certains cas, les faire confondre. En effet, le principe rhumatismal fixé sur les muqueuses détermine souvent un état morbide dont les apparences peuvent en imposer pour une affection idiopathique de l'organe qui en est le siége. Sur les bronches, il produira une bronchorrhée, un catarrhe bronchique ; au vagin, des leucorrhées, et ainsi de suite sur d'autres organes, le conduit auditif, les narines, etc.

Ce qui peut contribuer aussi à induire en erreur dans le diagnostic des maladies catarrhales, c'est une certaine similitude de mœurs, de caractères généraux entre le rhumatisme et le catarrhe. Il y a de part et d'autre des traits frappants de ressemblance. Ainsi, même disposition pour les malades à ressentir les effets des variations atmosphériques, même tendance aux récidives par les mêmes causes, même disposition générale ou constitutionnelle des sujets. Le principe morbide catarrhal enfin, comme le principe rhumatismal, est doué d'une mobilité extrême, d'une faculté de diffusion des plus grandes... Quant aux faits de rhumatismes alternant avec des catarrhes, quant à leur déplacement réciproque, ils sont pour nous d'une observation journalière. Heureusement, la confusion qui peut naître des caractères qui leur sont communs importe peu au point de vue de la médication à suivre, parce qu'elle est à peu de chose près la même. On peut dire que la modification hypercrinique presque spéciale du soufre sur la peau et la muqueuse bronchique, en fait une sorte d'agent spécifique merveilleusement approprié aux fonctions de ces deux membranes, dont il est si utile, comme on le sait, d'augmenter l'activité d'une manière persistante. L'importance des eaux sulfureuses dans le traitement des affections catarrhales est connue depuis longtemps : aussi nous n'insisterons pas sur les avantages qu'on peut retirer de celles d'Aix, de Challes et de Marlioz, surtout lorsqu'elles sont liées à une disposition scrofuleuse.

Nous savons qu'il règne encore aujourd'hui un préjugé dans l'esprit de quelques médecins relativement à l'action du gaz hydrosulfurique de nos sources. Plusieurs pensent qu'elle est essentiellement irritante ; l'expérience de chaque jour donne un démenti formel à cette manière de voir. L'effet sédatif et presque émollient de nos vapeurs sulfureuses est au contraire souvent propre à assouplir la phlogose et l'irritation nerveuse du poumon, à diminuer l'orgasme et l'éréthisme de certaines névroses pulmonaires. Elle est d'une efficacité incontestable dans les formes diverses des dyspnées nerveuses, de l'asthme qui souvent est lié à des troubles fonctionnels de l'organe respiratoire.

Quant à l'action du principe sulfureux sur la matière du catarrhe, si l'on considère combien est rapide et directe celle qu'elle exerce sur lui, on est presque disposé à lui accorder une influence toute spéciale sur ce principe morbide et sur les muqueuses. Bordeu avait sans doute remarqué cette action analogue à celle des balsamiques, lorsqu'il avait coutume d'appeler les Eaux-Bonnes son *baume* et son *béchique*.

Nous devons, dans l'intérêt des malades, leur rappeler qu'il faut, malgré l'utilité du remède, apporter dans son emploi une certaine réserve, car il est un écueil qu'il importe d'éviter, surtout dans le catarrhe pulmonaire, le retour d'un état inflammatoire. Plus le catarrhe pulmonaire sera exact de toute complication phlegmasique, plus les bons effets de nos eaux seront sûrs et rapides. Ainsi que nous avons eu occasion de le dire ailleurs, c'est dans les affections de ce genre que nos salles d'aspiration sont appelées à nous rendre d'importants services. Elles sont également non moins bien appropriées aux toux nerveuses dites sèches, aux laryngites chroniques, quelle qu'en soit la cause, aux laryngo-trachéites catarrhales, aux bronchorrhées, souvent liées au rhumatisme, au principe herpétique, à ces coryzas chroniques si fréquents et si opiniâtres chez les sujets scrofuleux.

En dehors des affections des voies respiratoires, le principe morbide catarrhal est encore souvent combattu avec succès par nos sources. La leucorrhée vaginale, si fréquemment unie aux dartres, aux scrofules, aux suppressions menstruelles, se présente à nous tous les jours, et retire des eaux un amendement rapide, une guérison presque toujours certaine.

Le catarrhe utérin, qu'il dépende ou non d'un engorgement de l'utérus, n'est pas moins favorablement modifié que la leucorrhée, et plus d'une fois des grossesses qu'on désespérait d'obtenir ont été l'heureux résultat de la guérison radicale de ces maladies. Nous devons rappeler ici que c'est un fait d'expérience que les eaux sulfureuses modérément minéralisées sont celles qui conviennent le mieux à la généralité de ces cas.

Nous terminerons cet article en faisant observer qu'il est encore un autre état catarrhal auquel nos eaux sulfureuses sont parfaitement appropriées ; ce sont certaines spermatorrhées liées à un état général d'atonie. L'utilité de la médication hydro-sulfureuse thermale, dans cette circonstance, est trop facile à comprendre pour que nous pensions à la faire ressortir.

OBSERVATION XXXVe

Catarrhe bronchique, complication scrofuleuse.

Mlle de C..., âgée de 20 ans, mal réglée, l'a été à 17 ans. Elle porte au cou et sous les aisselles, depuis plusieurs années, des engorgements glanduleux. Les oreilles ont flué presque continuellement jusqu'à l'âge de 17 ans, époque des règles. Depuis deux ans, une expectoration abondante complique l'état général et donne de vives inquiétudes à la mère. Je la rassure beaucoup et lui laisse espérer une amélioration rapide qui ne m'a pas démenti. Des bains sulfureux un peu chauds (à 29 degrés) et de la durée d'une heure, des douches du Centre, des bains de vapeur et la boisson des eaux de Marlioz, jointes à celles de l'établissement, amenèrent une résolution rapide des engorgements. Les règles parurent plus abondantes, et l'expectoration, sans diminuer d'abord d'une manière appréciable, devint plus facile. Trois saisons passées à Aix, chacune de quarante jours, ont rendu à Mlle de C... une santé qui lui a permis de se marier.

OBSERVATION XXXVIe

Laryngo-bronchique opiniâtre. Cause herpétique méconnue.

M. L... raconte que depuis quatre ans il éprouve à la gorge une sensation de prurit insupportable qui l'oblige à faire des efforts de toux considérables pour se débarrasser d'une matière qu'il croit toujours devoir rendre avec des crachats. Il se fatigue vainement, et ne parvient à rendre que des mucosités glaireuses, quelquefois sanguinolentes quand il a beaucoup toussé. L'arrière-gorge est rouge et la voix un peu fatiguée.

M. L... a fait divers traitements infructueux. Il est venu à Aix en désespoir de cause. Je m'attache à rechercher l'origine de son mal, qui, malgré tout, reste assez obscure. Cependant la mère de M. L... avait, dit-il, le *sang âcre*. Il croit aussi lui avoir entendu dire qu'elle avait eu dans son enfance quelques dartres légères. M. L... m'avoue qu'il a eu la gale et qu'il en a été débarrassé très promptement. Je lui conseille des bains de vapeur au Centre et à l'Enfer, des bains généraux un peu longs, des douches révulsives sur les extrémités inférieures, et la boisson de l'eau de Challes coupée avec moitié de l'eau sulfureuse thermale. Après vingt jours de traitement, M. L... m'assure que la démangeaison de la gorge est beaucoup moindre. Il tousse moins et crache mieux. Un jour il m'envoie chercher en hâte, je le trouve couvert d'une éruption miliaire qui lui causait une vive démangeaison ; je le rassure et l'engage vivement à prendre toutes les précautions nécessaires pour favoriser cet effort salutaire de la nature. Il suivit mon conseil, prit encore quelques vapeurs et quelques bains, et s'en alla plus satisfait qu'à son arrivée. Dans le courant de l'hiver, il éprouva quelques démangeaisons et un peu de chaleur sous les aisselles ; il consulta son médecin, qui lui déclara qu'il avait là une plaque dartreuse, et lui conseilla quelques bains émollients.

Le mal de gorge et la toux avaient diminué sensiblement : cela encouragea M. L... à s'en débarrasser tout à fait, et dans ce but il vint faire une seconde saison l'année suivante. Il prit 17 douches et étuves du Centre, 10 bains, et but une grande quantité de l'eau thermale sulfureuse avec de l'eau de Challes, dont il continua l'usage pendant tout son traitement.

La plaque dartreuse s'agrandit successivement, puis disparut peu à peu, ainsi que toute trace d'irritation du larynx et des bronches.

Nous pouvons ajouter que, dans l'ordre des affections respiratoires, des lésions graves ont trouvé à Aix leur guérison. Il n'y a rien là qui puisse surprendre, lorsqu'on sait par expérience tout le bien qu'un grand nombre de malades retirent chaque année d'autres stations sulfureuses qui jouissent d'une réputation plus spéciale dans le traitement de ces maladies. On s'est étonné qu'on ait pu dire que la phthisie avait été guérie par les eaux d'Aix ; nous avons la conviction qu'elle peut l'être ici comme dans d'autres établissements du même genre, et nous le croyons surtout parce que nous pensons en avoir la preuve dans des faits concluants que nous avons sous les yeux.

Un mot sur ce qu'il faut entendre ici par phthisie.

On donne généralement le nom de phthisie aux lésions tuberculeuses des poumons ; or, on sait que la cause de gravité si grande de cette terrible affection ne réside pas dans le fait de l'existence du tubercule, mais bien plutôt dans les accidents que sa présence détermine. Les hémorrhagies, les fluxions catarrhales, les sueurs. les diarrhées colliquatives, la fièvre hectique : telles sont les tristes conséquences d'un mal si souvent funeste. Les eaux sulfureuses, employées à temps et à propos, surtout convenablement administrées, ont pour effet de s'opposer aux symptômes consécutifs du mal, de les atténuer. Il est vrai que c'est tout ce qu'elles peuvent faire, puisque, dans l'état actuel de la science, aucun moyen n'est reconnu jouir de la propriété d'obtenir la résolution du produit pathologique appelé tubercule. Ce qu'il importe surtout de faire, c'est que le tubercule reste stationnaire, qu'il subisse une transformation assurant dans une certaine mesure son innocuité. Pour cela il faut recourir au remède qui nous occupe, le plus tôt possible. Il s'en faut de beaucoup que ce soit toujours dans cette condition qu'on recoure à nous. Plus d'une fois les malheureux malades sont déjà, quand il nous arrivent, en proie à des fluxions catarrhales abondantes, accompagnées de diarrhée, de sueurs, témoignages probables d'un ramollissement des tubercules. Dans ce cas, la médication hydro-thermale sulfureuse peut encore être suivie d'un succès qui, quelquefois, peut paraître inespéré quand on n'en connaît pas toute la puissance. Elle peut déterminer alors un flux critique qui débarrassera l'organe pulmonaire du molimen catarrhal, et favorisera ainsi le travail de cicatrisation qu'opérera la nature autour du foyer vidé après l'évacuation de la matière tuberculeuse ramollie. On comprend qu'en pareille circonstance l'administration des eaux doit plus que jamais être faite avec prudence et être soumise à la surveillance du médecin. Il devra surtout s'attacher à prévenir toute congestion sanguine : aussi les demi-bains, les bains de jambes dérivatifs sont-ils particulièrement indiqués. Quelques douches révulsives de courte durée sur les extrémités inférieures, serviront utilement à diminuer l'habitude fluxionnaire, si redoutable dans ces maladies. On devra stimuler doucement la peau, et graduer avec une extrême mesure l'action thermale. Des affusions tempérées, la boisson des eaux de soufre et de Marlioz, les inhalations vaporeuses hydro-sulfuriquées, compléteront l'ensemble des moyens destinés à fortifier l'organe pulmonaire, en fortifiant le système nerveux et la constitution générale, surtout chez les sujets lymphatiques. L'action sédative et hyposthénisante de l'hydrogène sulfuré sera, dans les salles d'aspiration, un moyen précieux de calmer ces toux fatigantes et opiniâtres qui font si souvent le désespoir des malades. Est-il nécessaire d'ajouter que les chances de guérison des maladies qui nous occupent dépendront beaucoup de leur origine? Sans aucun doute, celles qui reconnaissent pour cause une suppression d'un flux habituel, de sueurs aux pieds, par exemple, ou une répercussion exanthématique, guériront, toutes choses égales d'ailleurs, beaucoup plus rapidement et plus complètement que celles qui sont la conséquence de prédispositions héréditaires.

L'emploi spécial des eaux d'Aix dans les affections des voies respiratoires étant resté jusqu'à ce jour dans de très étroites limites, nous nous bornerons à citer les deux faits suivants.

OBSERVATION XXXVIIe

Catarrhe pulmonaire.

Mlle D..., âgée de 24 ans, tempérament lymphatico-nerveux, a éprouvé à la suite de peines morales des troubles de la menstruation et de l'estomac. Quand elle arrive à Aix, elle tousse beaucoup depuis deux mois, maigrit et perd ses forces. Il y a de l'oppression, et la toux amène depuis quelque temps une expectoration puriforme. Le bruit respiratoire est de beaucoup affaibli dans tout le côté droit, et la matité est assez prononcée dans toute la moitié inférieure du poumon du même côté. Il y a même, le soir, sécheresse de la peau et chaleur dans la paume des mains. Heureusement, la partie supérieure des deux poumons est parfaitement saine; mais, comme il y a des antécédents qui ne sont pas parfaitement rassurants, qu'une sœur aînée est morte des suites d'une fièvre typhoïde compliquée d'accidents du côté de la poitrine, on est en droit d'avoir quelque inquiétude. Le traitement thermal est entrepris avec beaucoup de ménagement. Aux inhalations de la vapeur sulfureuse on joint des douches révulsives sur les extrémités inférieures, la boisson des eaux de Marlioz coupées avec du lait d'abord, puis toutes pures au bout de quelques jours. L'estomac les supporte bien, les digestions deviennent peu à peu plus faciles, l'expectoration a lieu bientôt presque sans toux, et la matière catarrhale cesse tout à fait d'être puriforme. Les règles reparaissent à la première époque plus abondantes, mais la toux recommence et fatigue même beaucoup pendant deux jours ; on croit avoir pris froid, mais je ne vois là qu'une recrudescence due au trouble cataménial. En effet, tout rentre bientôt dans l'ordre, et après quarante jours, Mlle D... quitte Aix avec un visage riant, de l'embonpoint et ne toussant plus. La respiration est normale des deux côtés de la poitrine.

Tuberculisation pulmonaire.

Mlle S. D..., jeune et intéressante personne de 20 ans, de complexion délicate et nerveuse, venue au monde dans de mauvaises conditions, a porté pendant toute sa première jeunesse le caractère d'un tempérament très lymphatique. Elle a été réglée à 16 ans et l'est presque toujours d'une manière exagérée. Dans l'intervalle de ses époques, elle a des pertes blanches copieuses ; l'estomac est délabré. Depuis quelques mois elle tousse beaucoup sans aucune expectoration ; elle se plaint de douleurs dans la poitrine et entre les deux épaules; elle est essoufflée, et sa famille surtout s'inquiète de son extrême maigreur, qui fait chaque jour des progrès effrayants. Le soir, la jeune malade a la peau sèche, la paume des mains brûlante. Elle se présente à mon père dans cet état ; les eaux lui ont été conseillées non pas par un médecin, car celui qu'elle a consulté lui a laissé peu d'espoir, mais par une personne qu'elle rencontre providentiellement sur son chemin dans un pèlerinage assez pénible qu'elle n'avait pas craint d'entreprendre, n'attendant plus rien des secours humains. On lui promet que les eaux d'Aix en Savoie peuvent enrayer son mal; cette assurance lui est donnée par une dame qui était venue à Aix quelques années avant pour une affection rhumatismale et qui avait vu sa jeune fille, âgée de 16 ans, qui l'accompagna, guérir d'une *très mauvaise toux* en passant une partie du jour dans les corridors du Centre. Sa mère avait remarqué qu'elle toussait beaucoup moins pendant le temps souvent fort long qu'elle passait à lui tenir compagnie en attendant son tour pour passer à la douche.

La jeune S. D... se rendit à Lyon pour avoir un dernier conseil de médecin; c'était en 1832, à la fin de juillet. On lui dit que les eaux lui feraient plus de mal que de bien. Elle s'obstina et s'y rendit dans l'état que nous avons indiqué.

Après quelques jours de boisson de l'eau sulfureuse, de quelques demi-bains tempérés et deux douches de quelques instants sur les jambes, la toux devient moins sèche, elle est surtout plus facile lorsque la jeune malade se tient sur le péristyle de l'Enfer, où elle passe plusieurs heures par jour, d'après les conseils de mon père. Bientôt une expectoration mucoso-purulente se produit et devient de plus en plus abondante. Un soulagement dans les douleurs de la poitrine, augmentées pendant deux jours seulement, en est la conséquence. Mlle S. D... éprouve un bien-être qui l'étonne. Elle continue avec persévérance les prescriptions de chaque jour, et voit avec bonheur ses forces renaître avec l'appétit.

Le trentième jour elle tousse à peine, n'a plus d'oppression et a recouvré un timbre de voix qui étonne tous ceux qui l'approchent.

Après quelques jours, elle part pleine de vie, de fraîcheur et d'embonpoint.

Leucorrhée, Pertes blanches, Catarrhe utérin, Catarrhe utéro-vaginal.

Ces affections, si fréquentes aujourd'hui, surtout dans les grandes villes, trouvent dans notre médication tonique un soulagement rapide et presque toujours une guérison assurée.

Les faits de ce genre sont si multipliés et si connus que nous croyons inutile d'en produire ici des exemples ; nous en citerons un d'une affection moins fréquente, dont le siége est aussi l'appareil génito-urinaire.

OBSERVATION XXXVIIIe

Spermatorrhée.

M. le comte de G..., âgé de 26 ans, d'un tempérament bilieux, est affecté depuis quatre ans de douleurs qui se fixent alternativement sur plusieurs points de l'abdomen et principalement dans l'hypocondre droit. Il a eu, en 1820, une fièvre catarrhale qui lui a laissé une grande faiblesse, laquelle s'augmente encore tous les jours par le fait de pollutions nocturnes déterminées en grande partie par l'abus de la masturbation. L'amaigrissement est considérable. L'usage de beaucoup de remèdes à l'intérieur, les vésicatoires volants répétés fréquemment, des bains de vapeurs aromatiques n'ont amené aucune amélioration. Ces derniers moyens surtout avaient fait beaucoup de mal au pauvre malade.

Dupuytren conseilla les eaux d'Aix à M. de G... Il y arriva le 17 juin 1821. Mon père le mit à l'usage de l'eau ferrugineuse de Saint-Simon pendant toute la durée de la cure. Il prit des bains, des douches et des bains de vapeur, et buvait aussi les eaux d'alun.

Le quinzième jour, les pollutions nocturnes avaient diminué de fréquence, et en même temps les douleurs de l'abdomen disparurent peu à peu. L'amélioration alla croissant, et M. de G... partit dans un état très satisfaisant. Un an après, il écrivait à mon père qu'il était parfaitement débarrassé des maux qui l'avaient amené à Aix.

Cet exemple d'incontinence du liquide spermatique nous fournit l'occasion de rappeler que nous en avons aussi sous les yeux plusieurs de guérisons rapides et complètes d'incontinence d'urine chez des sujets de tout âge. Nous en profiterons aussi pour citer un beau succès dans un cas de gravelle, quoique ce ne soit pas ici précisément sa place.

—

M. P..., âgé de 40 ans, d'une constitution robuste, éprouvait depuis longtemps des douleurs néphrétiques très vives, et rendait assez fréquemment avec ses urines de petits graviers. Son vase de nuit contenait tous les matins beaucoup de sable. Il avait déjà usé de bien des remèdes, et vint à Aix contre l'avis d'un célèbre médecin de Paris, qui lui assurait que les eaux lui seraient nuisibles. Les eaux d'alun, prises en boisson à la dose de six à huit verres par jour, des bains tempérés de la même eau et quelques douches sans frictions sur la région des reins, déterminèrent de vives douleurs dans les lombes. L'expulsion de plusieurs petits graviers du volume d'un petit pois les suivirent de près et procurèrent au malade un soulagement immédiat. Depuis ce moment, M. P... n'a plus éprouvé que des douleurs fort légères qui ont même entièrement cessé un mois après avoir quitté Aix. L'usage de nos eaux pendant deux saisons a suffi, dit mon père, pour obtenir une guérison complète.

Les affections catarrhales que nous observons à Aix ont souvent d'autres siéges que ceux que nous avons désignés. Celles fixées aux oreilles et aux fosses nasales, cas si fréquents chez les jeunes gens lymphatiques et scrofuleux, guérissent aussi à merveille par l'usage de nos eaux.

CHAPITRE XXV

Paralysies.

Chaque année nous voyons arriver à Aix un assez grand nombre de malades affectés de cet état morbide auquel on donne le nom générique de paralysie. Les caractères qu'ils présentent, quoique liés à un état pathologique qui paraît être le même, sont bien loin de se ressembler dans leurs manifestations apparentes. Les uns se plaignent d'un engourdissement plus ou moins douloureux, avec affaiblissement du mouvement, lequel alterne des membres supérieurs aux membres inférieurs, à des intervalles plus ou moins rapprochés. D'autres éprouvent des douleurs dorsales, des tremblements, des mouvements convulsifs ou des fourmillements ; souvent il n'y a que faiblesse des mains ou des jambes ;

d'autrefois la marche est pénible, traînante, incertaine, le malade avance par bonds et par sauts, le corps jeté en arrière ou projeté en avant. Dans d'autres cas il y a surtout faiblesse générale, anesthésie plus ou moins complète. Elle sera limitée aux membres inférieurs ou à un seul côté. Souvent aussi l'état est plus grave lorsque les malades nous arrivent, et plus d'une fois ce n'est qu'après avoir déjà subi de nombreuses tortures et des traitements infructueux. La paralysie est complète portant à la fois sur le mouvement et la sensibilité, tantôt affectant une moitié du corps, tantôt les deux simultanément.

Les causes qui peuvent produire ces désordres étant nombreuses et de divers ordres, on comprend que le succès de la cure dépendra quelquefois de la connaissance plus ou moins parfaite qu'on en aura, puisque c'est elle qui doit nous guider dans la médication à suivre. C'est dans ces circonstances surtout que les renseignements fournis par le médecin ordinaire du malade sont précieux ; nous ne saurions trop recommander aux personnes qui viennent aux eaux de ne pas oublier de s'en munir. Nous mettons toujours le plus grand soin à reconnaître la cause probable des paralysies qui se présentent à nous ; car, s'il en est un grand nombre dont nos eaux triomphent, il en est d'autres auxquelles elles ne peuvent que nuire : telles sont, par exemple, les paralysies entretenues par une lésion organique des centres nerveux, par une phlegmasie, par une apoplexie récente. L'observation suivante, que nous empruntons à un des plus célèbres praticiens qui aient écrit sur les eaux d'Aix, Joseph Dacquin, pourrait permettre de dire que cette règle peut avoir des exceptions, quoique nous ne soyons pas disposé à suivre l'exemple qu'il nous donne.

« Quelques médecins, dit-il, prétendent « que si le cerveau est affecté, ce qui se con- « naît par une difficulté dans la parole, par la « perte presque totale de la mémoire, par la « bouche de travers, la lèvre inférieure torse « et pendante, une salive visqueuse découlant « sans cesse, et par des yeux qui sont fixes, « hagards ; ils prétendent, dis-je, que ces « malades ne doivent pas user des eaux en « bains et moins encore en douches, de crainte « qu'ils ne succombent à une nouvelle atta- « que d'apoplexie ou de paralysie plus forte.

« Mais je pense que ces craintes sont chimé-
« riques et mal fondées, d'abord en ce qu'on
« ne saurait trop exciter ces malades et rap-
« peler la vie dans les parties qui l'ont perdue
« pour ainsi dire en détail, et déplacer, s'il est
« possible, les obstacles qui gênent les fonc-
« tions des nerfs du cerveau et ceux de la
« moelle épinière.

« J'ai vu, ajoute-t-il, un habitant d'Aix
« même, âgé de 60 ans environ, frappé d'une
« attaque d'apoplexie séreuse qui ne lui avait
« laissé d'autre signe de vie que le mouve-
« ment du cœur et celui de la respiration, être
« porté au même instant à la source des eaux
« de soufre et plongé jusqu'au menton, à
« qui l'on donna aussi en même temps une
« douche sur la tête sans frictions, prome-
« nant seulement la colonne d'eau sur toute
« la surface du crâne ; je l'ai vu reprendre au
« bout de moins d'un quart d'heure la con-
« naissance et la parole comme avant son
« attaque, et après cinq à six séances pareilles
« il fut complètement rétabli, et a joui encore
« pendant plusieurs années d'une bonne santé,
« sans avoir éprouvé de rechute. »

On sait que récemment MM. Regnault et

Caillat ont déclaré qu'il résultait de leur observation que les guérisons sont d'autant plus promptes qu'on soumet les apoplectiques à l'action des eaux à une époque plus rapprochée de l'attaque, et qu'ils sont plus vierges de traitements extérieurs.

Sans nous ranger non plus d'une manière absolue à cet avis, surtout pour ce qui concerne les eaux d'Aix en particulier, nous dirons cependant que nous sommes convaincus que, dans la grande majorité des cas, l'on recourt beaucoup trop tard à la médication hydro-thermale, et que plus d'un insuccès est dû à cette circonstance. On a beaucoup trop exagéré l'action stimulante de quelques eaux thermales.

Ce préjugé fait souvent perdre un temps précieux, qui pourrait être employé avec succès pour les malades. Evidemment, il sera plus difficile de dissoudre un caillot dur et fibrineux qu'une matière semi-liquide. Sans doute on doit avec raison redouter de produire un nouveau travail inflammatoire du côté du cerveau, mais, une fois que ce travail est terminé, qu'il ne reste plus que l'hémiplégie produite par la présence du sang qui comprime le cerveau, on comprend qu'il est peu rationnel d'attendre quelquefois indéfiniment de recourir à une médication dont l'efficacité n'est plus contestable pour personne. On sait combien malheureusement les ressources de la médecine ordinaire sont impuissantes contre les paralysies, suites d'apoplexie, que la strychnine et l'électricité même échouent souvent : pourquoi alors différer de recourir à cet agent précieux, qui, sans jouir de propriété curative spéciale, possède à un si haut degré la faculté d'aider l'action médicatrice de la nature ?

Que font alors les eaux thermales et comment arrivent ces résultats heureux que l'expérience de chaque jour démontre aux plus incrédules ? On en trouve, à mon avis, l'explication dans l'emploi d'une méthode qui combine à la fois la dérivation et l'excitation, et favorise ainsi le retour du mouvement et de la sensibilité, à la condition, bien entendu, que les accidents d'inflammation et de congestion du côté des centres nerveux soient éloignés ou au moins conjurés.

Il va sans dire que l'application de cette thérapeutique requiert beaucoup de prudence et de sollicitude ; elle est l'œuvre du praticien consciencieux et éclairé. Nous sommes loin de vouloir dire qu'elle doit être applicable dans tous les cas ; nous pensons même que dans certaines circonstances il y aurait grande imprudence à le faire trop tôt, dans des cas d'apoplexie grave, par exemple, lorsque le malade est resté longtemps en proie à un état comateux ou délirant, à une fièvre plus ou moins intense ; lorsqu'il a présenté, en un mot, tout le cortége d'une inflammation encéphalique.

Nous avouerons aussi que plus d'une fois le succès est moins étonnant qu'il ne le paraît, et que si l'on se laissait guider par de pareils exemples, on s'exposerait à de terribles mécomptes. Ainsi, aucun médecin n'ignore que dans certaines circonstances les malades présentent au début des phénomènes de paralysie très intense, et que la gravité réelle de la maladie est bien loin d'être en rapport avec les symptômes apparents. On ne peut pas nier, et c'est ma conviction personnelle, que plusieurs des succès obtenus par les eaux minérales se rapportent à des cas où la nature a joué un grand rôle dans la cure. Cet aveu nous coûte d'autant moins à faire que la part qui nous revient, même dans ce cas, est encore assez importante pour qu'on puisse la revendiquer. En un mot, les traitements de la paralysie par les eaux minérales ne sont pas toujours très faciles à apprécier à leur juste valeur, parce qu'on pourra toujours dire qu'un certain nombre de malades qui y sont soumis devaient guérir par les seuls efforts de la nature.

Cependant il est facile de comprendre tout ce qu'on peut attendre d'un traitement hydrothermal sulfureux dans ce genre d'affections, lorsqu'il n'existe pas d'altération du tissu médullaire ; qu'il s'agit, non pas d'une compression exercée sur la moelle ou sur les nerfs, mais d'une simple congestion du réseau vasculaire de la pie-mère rachidienne ou des autres enveloppes. Dans ce cas, les eaux jouissent d'une efficacité rapide et souvent surprenante pour ceux qui, sans remonter aux causes, ne voient que des effets. Sous leur influence, l'action réflexe se réveille presque instantanément, et l'ensemble des moyens excitateurs que nous mettons en œuvre produit l'activité de la circulation capillaire ralentie, et rappelle souvent aussi les fonctions sudorifiques. Les paralysies locales de la face ou de la septième paire, dues souvent à l'action du froid, à quelque répercussion sur le tissu nerveux, celles qui sont produites par quelque violence extérieure, par une compression accidentelle, par une congestion chronique des centres nerveux, sont de celles où le traitement thermal nous donne les plus beaux résultats. Nous devons dire que dans d'autres circonstances le succès n'est pas aussi complet. Ainsi, quelquefois, l'administration des eaux coïncide avec le travail de résolution qui s'opère naturellement et qu'elles favorisent dans une certaine limite; on croit être sur la voie de la guérison, puis tout à coup cette phase de rétrocession du mal s'arrête, et le malheureux malade demande en vain longtemps aux eaux une guérison complète, lorsqu'elles ne peuvent plus lui donner qu'un soulagement, qui souvent même l'irrite par les déceptions qu'il lui cause.

Il importe donc, au point de vue qui nous occupe, du degré de l'action salutaire de nos eaux dans les paralysies, d'établir entre elles une distinction importante.

Les unes, on le sait, résultent d'épanchements

sanguins ou séreux, de la production de tumeurs ou d'altérations quelconques des tissus de l'appareil nerveux ; et, comme il est aisé de le comprendre, il y a dans ce cas peu de chances de succès, surtout pour les dernières... Que faire, en effet, contre une lésion grave de la substance cérébrale, contre la présence de tubercules? On ne peut qu'aggraver le mal par l'excitation thermale.

Les autres se trouvent non plus sous la dépendance d'une altération organique, mais d'une simple modification du système nerveux, d'un trouble plus ou moins profond de ses fonctions èssentielles : telles sont les paralysies liées à un principe morbide général, rhumatismal, herpétique, hystérique, syphilitique ou autre. Celles-là s'amendent rapidement sous l'influence du traitement thermal.

Il est encore une autre espèce de paralysies contre lesquelles nos eaux jouissent d'une efficacité incontestable : ce sont les paralysies symptomatiques d'affection des enveloppes de la moelle ou du canal osseux qui renferme ce cordon nerveux. La raison en est facile à comprendre, lorsqu'on réfléchit à la propriété reconnue depuis longtemps aux eaux sulfureuses de remédier aux désordres produits par le rhumatisme dans le tissu fibreux qui relie les vertèbres.

Nous ne devons pas oublier de signaler une autre variété d'affections paralytiques qui guérissent aussi très bien par l'emploi de nos eaux ; nous voulons parler de certaines paralysies localisées, traumatiques ou rhumatismales, suivies d'un amaigrissement notable des membres qui en sont le siége, d'une sorte d'atrophie, à la condition toutefois que la maladie ne sera pas trop ancienne et que les forces vitales ne seront pas trop épuisées. Nous devons dire cependant que, toutes choses égales d'ailleurs dans l'ordre pathologique qui nous occupe, les eaux auront plus d'action sur les affections générales que sur des lésions organiques bien accusées.

Sans doute nous sommes bien loin de guérir tous les paralytiques qui nous arrivent; mais nous pouvons affirmer qu'un grand nombre de guérisons remarquables s'opèrent chaque année parmi les malades de ce genre qui viennent à nos sources. Les guérisons seraient bien plus nombreuses encore et plus complètes, si l'on pouvait moins douter de leur efficacité, et ne pas attendre souvent d'avoir épuisé toutes les ressources de l'art, avant de venir leur demander une guérison qu'elles sont encore assez généreuses pour accorder souvent contre toute attente.

Nous essaierons, à ce propos, de combattre un préjugé généralement répandu, c'est-à-dire que les eaux ne peuvent être administrées avec avantage pendant l'hiver. L'expérience nous a plus d'une fois démontré le contraire. Un des plus anciens et des plus célèbres médecins qui aient écrit sur les eaux d'Aix, Joseph Dacquin, cite entre autres l'histoire de deux malades *gravement paralysés*, qui guérirent, dit-il, miraculeusement après avoir pris les eaux l'un dans le mois de février, l'autre en novembre.

Il est certain que lorsqu'il y a indication pressante, il serait beaucoup plus sage de recourir, même en hiver, à la médication qui souvent peut seule guérir, que d'attendre, en s'exposant aux plus graves conséquences, la saison d'été.

A Aix, nous avons déjà eu occasion de le

rappeler, le climat est beaucoup plus doux qu'on ne se l'imagine, les froids y sont de courte durée et fort peu intenses : nous avons vu plusieurs hivers presque sans gelée. Du reste, le froid n'est pas une condition qui s'oppose d'une manière absolue à l'emploi des eaux; on peut facilement s'en préserver. Il y a en ville plusieurs habitations parfaitement exposées au midi, et qui réunissent toutes les conditions désirables. Il arrive plus d'une fois à ceux qui les habitent de déjeuner en plein air au milieu de janvier. Je ne doute pas que, lorsque les préventions qui règnent à cet égard auront cessé, comme l'ont fait déjà bien d'autres depuis que l'on connaît mieux notre pays, l'on n'envoie à Aix un certain nombre de malades pendant l'hiver. L'administration supérieure de l'établissement thermal semble entrer dans ces vues, et paraît disposée à prendre, dans un avenir prochain, des mesures particulières pour fournir aux baigneurs tout le confortable qu'ils sont en droit d'attendre. De vastes promenoirs d'où l'on jouirait d'une vue délicieuse, embellis par des serres remplies de fleurs, sont choses à Aix qu'il suffit de vouloir pour les obtenir à peu de frais, en utilisant la thermalité des eaux. L'exemple nous est donné ailleurs, pourquoi tarderions-nous à le suivre?

Quel est le malade qui, au lieu de consumer ses jours dans des douleurs s'aggravant sans cesse, au lieu de détériorer souvent sa constitution par des remèdes inutiles, de subir les tortures des cautères volants, des moxas ou autres moyens non moins cruels qu'héroïques, ne préférera pas mille fois se guérir plus doucement et plus sûrement sous le jet de la douche et aux rayons d'un soleil bienfaisant?

OBSERVATION XXXIXe

Paralysie générale des membres due à un principe rhumatismal.

M. le comte de L... arrive à Aix en 1820. Agé de 42 ans, doué d'un tempérament lymphatique, il est fils de rhumatisant et a souffert lui-même plusieurs fois de douleurs rhumatismales musculaires vagues. — A la suite d'une course fatigante, il est pris d'un lombago tellement intense qu'il ne peut remuer sans éprouver des douleurs qui lui arrachent des cris. Le mal s'étend peu à peu dans toute la colonne vertébrale et le prive complètement du mouvement. Bientôt il ressent des fourmillements insupportables, et une diminution sensible de la chaleur périphérique ainsi que de la sensibilité, est constatée par son médecin sur toute la surface du corps. Six mois sont vainement employés à faire usage de tous les remèdes possibles. Dans les premiers jours de juin, M. de L... est amené à Aix. A grand'peine, parti de Paris le 4, il arrive ici le 9. Mon père, appelé aussitôt, le trouve dans un état pitoyable ; mais les renseignements donnés sur la cause probable du mal le rassurent bientôt. Il réussit à rendre l'espoir au pauvre malade.

Le traitement commença par des bains généraux d'une administration assez difficile, M. de L... ne pouvant presque pas plier le dos. — Ce moyen étant bien supporté, ainsi que la boisson de l'eau d'alun à la dose de deux verres pour remettre les fonctions digestives, on commença l'usage de la douche à la division des Princes. Après la seconde, M. de L... recouvra un peu de sensibilité et de chaleur, un peu de mouvement dans les orteils. — Le traitement put être rendu plus actif : on passa aux douches du Centre, puis aux Étuves, et quelquefois encore aux douches des Princes pour remplir certaines indications que l'agencement de ces cabinets seul rend possibles. Le vingtième jour de sa présence à Aix, M. de L... eut le bonheur de se tenir quelques instants assis sur son lit, et de tenir lui-même l'assiette qui contenait ses aliments. L'amélioration s'accrut dès lors rapidement, et en quarante-neuf jours, pendant lesquels il prit douze bains, seize étuves ou douches du Centre et treize douches des Princes, M. de L... se guérit assez bien pour aller à pied jusqu'au lac avec des béquilles, qu'il portait plutôt pour ne pas se fatiguer quepar nécessité, et dont un mois après il n'avait plus besoin.

OBSERVATION XLe

Paraplégie due à une répercussion dartreuse.

Le jeune R... tient de sa mère une disposition fâcheuse à une fluxion herpétique. Elle a résisté jusqu'à l'âge de 22 ans à tous les traitements rationnels. Malheureusement pour lui, M. R..., mal conseillé, donne un jour, à Strasbourg, où on l'avait envoyé faire ses études, sa confiance à un empirique. Après huit jours consacrés à des frictions prescrites, le mal si rebelle disparaît en effet rapidement, à la grande joie de M. R... Il n'eut pas longtemps à se réjouir, car il ne tarda pas à éprouver des vertiges, des maux de tête et un affaiblissement graduel de la vue. L'empirique réussit à l'abuser sur ces symptômes, et le malheureux R... ne revint aux secours de la faculté que lorsque ses parents, avertis de ce qui s'était passé, l'amenèrent eux-mêmes au médecin. La perte du mouvement, qui est arrivée graduellement dans les membres abdominaux, est complète quand ils arrivent; la sensibilité est presque nulle.

Les répercussifs, les excitants généraux échouent ou n'amènent qu'une amélioration passagère. On reconduit le jeune homme dans sa famille, où M. Bottex continue la médication employée à Strasbourg. Au mois de juin il adresse le jeune malade à mon père, sous la direction duquel le principe dartreux est rappelé en 22 jours sous forme de plaques squameuses qui apparaissent d'abord sur la poitrine et plus tard au pli de l'aine. La médication hydro-thermale, qui a dû être rendue très active pour produire cette heureuse révulsion, a causé beaucoup de surexcitation chez M. R..., qui depuis plusieurs jours a perdu le sommeil et l'appétit. Mon père interrompt le traitement pendant quelques jours, et bientôt il a la satisfaction d'apprendre que le mouvement des extrémités inférieures est revenu presque subitement au moment du réveil. Des bains et quelques séances de 12 minutes à l'étuve composèrent dès lors, avec la boisson de l'eau de soufre, tout le traitement. Il suffit pour continuer le mouvement de rétrocession du mal. Quarante jours rendirent au jeune imprudent une santé qu'il avait si gravement compromise.

Il s'en faut qu'on soit toujours aussi heureux que dans le cas de M. R... J'ai sous les yeux plusieurs exemples de la pratique de mon père, dans lesquels les eaux n'ont produit en plusieurs années qu'une amélioration passagère. Il est vrai que dans tous il est question de maladies anciennes et de répercussions longtemps méconnues.

OBSERVATION XLIe

Paralysie du membre inférieur droit suite d'un accouchement laborieux.

Madame B..., âgée de 40 ans, d'un tempérament

nervoso-sanguin, à la suite d'un accouchement laborieux qui a produit une longue et forte compression sur les nerfs sciatiques et sacrés, a vu peu à peu se perdre le mouvement du membre inférieur droit, lequel est menacé d'atrophie. Cet état dure depuis quatre mois, et madame B..., qui n'éprouve que peu de soulagement de la médication employée, est envoyée par M. Polinière aux eaux d'Aix. En vingt jours elle a recouvré le mouvement, et part, après un mois, radicalement guérie.

OBSERVATION XLIIe

Hémiplégie suite de suppression brusque des menstrues par le fait d'une frayeur.

Mlle D..., âgée de 22 ans, d'une constitution délicate, d'un tempérament nervoso-lymphatique, éprouve subitement, quelques heures après une vive sensation de frayeur, un affaiblissement de tout le côté gauche. Elle remarque bientôt que ses règles, en pleine activité une heure avant, ont cessé de fluer. Malheureusement, elle ne raconte que deux jours après ce qui s'était passé, et déjà le bras et la jambe n'ont presque plus de force. Mlle D..., qui habite la campagne, ne reçoit les secours d'un médecin que le septième jour de l'événement, lorsque déjà le mal est très aggravé. Pendant plus d'un an elle a pris mille remèdes infructueux. Elle arrive à Aix avec une santé délabrée ; la face est crispée et la bouche sensiblement inclinée à gauche, l'œil est larmoyant. La sensibilité n'a jamais été complètement abolie.

Deux bains sulfureux au début, des douches chaudes sur les extrémités inférieures, des applications froides sur la tête, des aspersions tempérées à 30 degrés le long du rachis, des irrigations vaginales pour rappeler le flux menstruel, constituèrent le traitement, qui eut pour résultat de permettre, après vingt-deux jours, à Mlle D... de descendre seule de son lit et de venir elle-même, après un mois, remercier son médecin. Elle a gardé une faiblesse très marquée du côté malade pendant une année encore, et a dû venir faire une nouvelle cure pour faire disparaître toute trace de son mal.

Nous sommes convaincu que si Mlle D... était venue ici un mois au plus après son accident, elle eût guéri en quelques jours au lieu de souffrir toute une année, et d'être obligée de faire deux voyages et deux saisons d'eaux thermales.

OBSERVATION XLIIIe

Myélite chronique suite de Lombago.

M. le marquis de S. L... est âgé de 37 ans, doué d'une complexion robuste, d'un tempérament nervoso-sanguin. Il a eu plusieurs fois des accès violents de lombago qui ont laissé chaque fois une gêne plus grande dans les mouvements du tronc sur le bassin. A la suite du dernier accès, qui a été le plus violent de tous et qui a nécessité l'application de sangsues et de ventouses, M. de S. L... remarque qu'il peut á peine remuer les jambes, et se réveille un jour *les cherchant dans son lit.* Il a éprouvé, les jours précédents, des fourmillements dans les pieds, et de temps à autre quelques élancements douloureux dans la région lombaire. Il s'est plaint aussi de rêves pénibles, et attribua d'abord à cette circonstance ce qu'il croyait n'être qu'une crampe des membres inférieurs ; la réflexion lui apprit la vérité : il reconnut qu'elles étaient devenues fort peu sensibles au toucher. Cet état ne fit que s'aggraver, et il passa près d'un an dans son lit avec des vésicatoires volants, des cautères et des moxas, qui ne donnèrent qu'un résultat très incomplet. Le mouvement des membres était encore très obscur, ainsi que la sensibilité, quand M. S. L... arriva à Aix. Mon père, à qui il fut confié par M. Montain, fut obligé de procéder avec beaucoup de ménagement dans l'emploi de la médication hydro-thermale, à cause de l'excessive susceptibilité du malade. Il le garda deux mois, et le renvoya après deux saisons, marchant aisément avec des béquilles. L'année suivante il revint assez souffrant, l'hiver l'avait beaucoup éprouvé. En moins de 30 jours il retrouva sa santé d'autrefois, et, grâce aux précautions dont il n'a cessé de s'entourer, il n'a pas eu de récidive.

OBSERVATION XLIVe

Paralysie suite d'apoplexie.

Un agriculteur des environs de Lyon avait été

subitement frappé d'apoplexie. Malgré tous les secours qui lui furent prodigués, il ne recouvra ni la parole ni les mouvements ; la sensibilité était également abolie. L'événement avait eu lieu depuis un mois, lorsque mon père, qui était en voyage, fut prié par le Dr Martin de voir avec lui le malade. Ils convinrent ensemble d'essayer de la médication hydro-thermale. Cet homme fut amené à Aix et soumis à un traitement qui fut surveillé avec l'attention la plus minutieuse. Quatre bains et deux douches dans la division des Princes rendirent un peu l'usage de la parole et la sensibilité de la peau. A la septième douche il se faisait parfaitement comprendre, et commençait à remuer un peu les bras et les jambes. Peu à peu les fonctions de la vessie et des intestins revinrent à l'état normal, l'estomac supportait aussi mieux les aliments. Mon père, surpris lui-même d'un succès sur lequel il n'osait pas compter si rapidement, insista sur l'emploi de la douche, y joignit la boisson de l'eau sulfureuse, et eut la satisfaction de renvoyer à M. Martin son malade guéri... C'est le seul cas de ce genre que je trouve consigné dans les faits de sa longue pratique ; mais, à propos d'un malade chez lequel il n'obtint aucun résultat pour un fait de paralysie ancienne due à une apoplexie qui remonte à trois ans de date, je trouve la réflexion suivante : « Je ne « sais pas pourquoi les médecins des villes s'obsti- « nent à vouloir tout tenter avant d'envoyer leurs « malades aux eaux ; ils feraient bien mieux de « nous envoyer leurs paralysés plus tôt que plus

« tard. Nous ne leur ferions pas plus de mal qu'ils « ne leur en font eux-mêmes. »

CHAPITRE XXVI

Affections syphilitiques.

On s'est beaucoup occupé ces dernières années de l'action des eaux sulfureuses dans la syphilis. Les avis sont à peu près unanimes, c'est-à-dire qu'on s'accorde à reconnaître que la diathèse syphilitique est souvent mise en évidence avec beaucoup de bonheur par les eaux de cette espèce ; que seules elles ne peuvent jamais la guérir, l'exaspèrent le plus souvent, et sont surtout utiles en ce qu'elles permettent l'emploi des mercuriaux sans exposer à la salivation.

Il est cependant un état syphilitique contre lequel elles sont d'un emploi fort avantageux et dans lequel elles jouissent d'une action réellement curative : ce sont les dégénérescences produites par ce virus, ces accidents désignés sous le nom de *syphilides*, qui résistent souvent à toutes les autres médications.

Pour moi, j'ai acquis la certitude que lorsque nous guérissons par les eaux seules des malades placés sous l'influence du virus syphilitique, en présentant des symptômes non équivoques, ce n'est pas la maladie elle-même que nous avons combattue, l'élément morbide spécifique si l'on veut, mais bien seulement l'état général constitutif du malade, que nous ramenons à des conditions telles que les effets du virus en sont annihilés, ses manifestations détruites. En d'autres termes, en modifiant l'organisme du malade, nous changeons pour ainsi dire la nature du sol, nous faisons disparaître la cause qui faisait vivre le parasite.

M. Constantin James, dans son récent travail sur l'emploi des eaux sulfureuses dans le traitement des accidents consécutifs de la syphilis, s'attache à définir d'une manière précise quels sont ceux contre lesquels les eaux, *employées seules,* peuvent avoir une action vraiment curative. Il le fait en ces termes : « Les accidents consécutifs de la syphilis n'ont « pas tous la même nature ni le même degré « de gravité. Les uns ne sont en quelque sorte « que le résidu de la maladie, et ils persis-

« tent quand bien même la cause qui les a « produits a disparu : ceux-là guériront par la « seule action des eaux ; les autres, au con- « traire, dépendent non plus du *passage*, mais « de la présence actuelle du virus dans l'or- « ganisme ; dans ce cas, les eaux sont impuis- « santes par leur seule vertu intrinsèque, et « il faudra leur adjoindre l'emploi des spéci- « fiques. »

Que conclure de cela? Pour moi ce n'est pas douteux ; ce qui résulte de l'expérience de mon père, de celle de ses contemporains et de la mienne propre, c'est-à-dire que si les eaux sulfureuses sont contre-indiquées dans les cas de syphilis simple et aiguë, et peuvent dans ce cas nuire, même beaucoup, en produisant une excitation fâcheuse, elles sont au contraire souveraines et rendent les plus grands services dans la période chronique de ces affections, contre les accidents secondaires et tertiaires, avec le concours des préparations mercurielles. Dans ces circonstances, elles ont, comme nous l'avons dit, l'immense avantage de faire mieux supporter la médication spécifique, en prévenant la salivation ; elles contribuent puissamment à la guérison, et la rendent plus rapide et plus solide, en s'opposant à cette débilitation générale, à cette cachexie particulière, conséquences si redoutables de l'infection syphilitique.

En effet, l'affaiblissement fonctionnel produit par l'action plus ou moins prolongée du virus vénérien, ajoute au mal une influence contre laquelle non-seulement le mercure ne pourrait rien, mais qui en serait certainement aggravée.

Nous ne devons pas oublier de rappeler ici un fait des plus importants, relatif à la médication minéro-thermale contre la syphilis, l'action incontestable des eaux de Challes contre les *accidents tertiaires*. Nous ne pensons pas devoir insister sur ce fait, malgré sa valeur immense, parce qu'il est acquis à la science et que peu de médecins l'ignorent aujourd'hui. Il suffit, du reste, de porter quelque attention à la composition chimique de ces eaux précieuses pour être convaincu que cela doit être.

L'altération profonde des éléments du liquide sanguin, les ravages terribles exercés sur le tissu cellulaire et sur les os, cet état cachectique dont nous parlions tout à l'heure, arrivent à un terme où ils n'attendent plus rien de l'altérant mercuriel, c'est celui où l'iodure de potassium le remplace. Les eaux de Challes, comme on peut le voir par l'analyse que nous en avons donnée précédemment, contiennent en proportions considérables cet agent héroïque dont l'action doit être d'autant plus efficace qu'il s'y trouve dans les combinaisons les plus favorables.

On a dit que ces eaux pouvaient seules, sans le secours d'aucune autre médication, guérir tous les accidents de la syphilis. Des praticiens dignes de foi, observateurs attentifs et consciencieux, nous ont assuré en avoir acquis la certitude par des faits qu'ils croient bien établis. Comme il est aussi peu rationnel en médecine de nier sans raison que de croire sans preuves suffisantes, nous suspendrons encore notre jugement sur cet ordre de faits. Dans l'intérêt du remède et du mal, il nous semble qu'il ne convient de prononcer sur une matière aussi grave qu'avec une sage lenteur. La probité scientifique de M. le docteur Domenget, qui en est le propriétaire, nous est, du reste, une garantie suffisante contre l'erreur.

Relativement à l'action curative des eaux de Challes, seules ou combinées avec les eaux thermales d'Aix, dans la syphilis, nous dirons seulement, en faisant nos réserves, que, s'il est bien établi que les manifestations syphilitiques, si variables dans leurs formes, les ulcérations des muqueuses buccales, nasales, rectales, anales, l'iritis, les pustules ou tubercules muqueux, les végétations, les périostites, l'ostéite, les douleurs ostéocopes ; s'il est bien établi que tous ces accidents redoutables ne guérissent pas sous l'influence seule d'un traitement minéro-thermal sulfureux, il n'en est pas moins vrai qu'elles en retirent de grands bienfaits, et que ce traitement devient pour elles un adjuvant précieux. Il n'est pas douteux qu'il aide puissamment l'action des spécifiques en activant les phénomènes d'absorption et d'excrétion, que dans certain cas il devient une vraie pierre de touche (1) par les

(1) Les remarquables discussions échangées à propos d'une intéressante communication du docteur Bouchacourt, faite à la *Gazette de Lyon*, n'ont point ébranlé nos convictions sur ce point. Nous continuons à croire à l'utilité des eaux d'Aix comme *pierre de touche* avec la plupart de ceux qui ont

poussées qu'il détermine, par les symptômes particuliers qu'il provoque, et force ainsi cet infernal virus à se dénoncer lorsqu'il cherchait à être méconnu.

OBSERVATION XLVe

Ulcères syphilitiques accompagnés de douleurs nocturnes.

M. P..., ouvrier en soie, me fut adressé, écrit mon père, par le Dr Repiquet. Ce malheureux, affligé de plusieurs ulcères syphilitiques à la tête, accompagnés de douleurs nocturnes très intenses, avait fait en vain divers traitements antivénériens, bien dirigés et longtemps prolongés. Je soumis ce malade, qui était dans un fort mauvais état, ajoute-t-il, à l'usage des eaux sous la forme la plus modérée. Des bains entiers tempérés, la boisson des eaux de soufre coupées avec du lait et des bains de vapeur suivis d'un arrosement des ulcères composèrent le traitement. Il eut d'abord pour

écrit sur Aix, avec Dacquin en particulier, dont l'opinion à ce sujet est tellement explicite que nous ne savons comprendre comment un de ces commentateurs, M. le docteur Berthet, a pu s'y méprendre et demander la radiation de cette autorité imposante du nombre de ceux avec qui nous nous rangeons sur ce point.

effet, pendant les quinze premiers jours, d'augmenter les souffrances du pauvre malade; mais une amélioration sensible ne tarda pas à se montrer et s'accrut même assez rapidement. Au bout d'un mois, les douleurs avaient complètement cessé et les ulcères tendaient à la cicatrisation. L'année suivante, il vint consolider sa guérison, qui surprit autant son médecin que ses amis.

Nous savions déjà par expérience, ajoute encore mon père, que les restes de maladies syphilitiques guérissent très bien par nos eaux lorsqu'elles ont subi un bon traitement spécifique; mais cet exemple nouveau augmente encore nos convictions.

OBSERVATION XLVIe

Douleurs nocturnes suites d'une gonorrhée syphilitique.

M. F..., ancien militaire, souffre depuis quelques mois de douleurs nocturnes si intenses qu'il est obligé de passer la moitié de la nuit hors de son lit. Ses douleurs, quand il vient à Aix, sont fixées sur la cuisse et la jambe droites, et paraissent reconnaître pour cause un écoulement gonorrhéique qu'il a eu plusieurs années avant leur invasion. Le célèbre chirurgien M. Gensoul, qui a souvent mis à l'épreuve l'efficacité de nos eaux dans ces sortes d'affections, dit mon père, m'adressa ce malade.

Un mois de traitement par les bains généraux, étuves du Centre et la boisson des eaux, a débarrassé M. F... de ses insupportables douleurs, sans aucun traitement spécifique.

OBSERVATION XLVIIe

Arthrite syphilitique.

M. M...., âgé de 30 ans, d'une constitution lymphatico-nerveuse, a été affecté d'une maladie syphilitique qui, huit mois avant son arrivée à Aix, a porté ses effets sur les articulations du poignet droit et du pied du même côté. Il existe une déviation sensible de dedans en dehors, et toute l'articulation tibio-tarsienne est le siége d'un gonflement considérable. Il y a beaucoup de rigidité dans tous les ligaments articulaires et une grande gêne dans tous les mouvements. La douleur, qui est presque constante, s'exaspère beaucoup la nuit, et le malade, privé de repos et de sommeil, perd chaque jour ses forces.

Mon père, qui redoutait beaucoup l'exaspération des symptômes, procéda avec les plus grands ménagements. N'ayant pu réussir à éviter ce qu'il prévoyait, il joignit au traitement thermal l'emploi de frictions mercurielles deux fois par jour et celui d'une petite quantité de sirop de salsepareille dans un verre d'eau sulfureuse. Dès ce moment, la médication minéro-thermale fut mieux supportée. Après quarante jours passés à Aix, M. M... était complètement débarrassé des maux qui l'y avaient amené, et n'avait pas éprouvé le moindre symptôme de salivation, malgré la quantité considérable de mercure employé en frictions. Il revint l'année suivante remercier mon père, de sa part et de celle de M. Repiquet, par qui il lui avait été recommandé.

OBSERVATION XLVIIIe

Gonorrhée chronique.

M. de S... porte depuis deux ans un écoulement gonorrhéique qui a résisté à tous les moyens mis en usage. Les mercuriaux, les sudorifiques ont été employés sous diverses formes et avec persévérance. Les antiphlogistiques et les astringents n'ont pas été négligés. Lorsque M. de S.... vint à Aix, il y venait tout à fait en désespoir de cause. La santé générale étant très satisfaisante, je pus soumettre ce malade à un traitement plus actif. Il prit, en 40 jours, 22 étuves à l'Enfer, 12 bains sulfureux additionnés d'eau de Challes (3 bouteilles), et but une énorme quantité d'eau thermale sulfureuse, outre une bouteille par jour de l'eau de Challes. Il y eut une amélioration sensible vers la fin du traitement, et après deux mois j'appris la guérison complète de M. de S..., laquelle ne s'est pas démentie.

OBSERVATION XLIXe

Ulcères syphilitiques et mercuriels.

Le nommé L. D... est âgé de 42 ans. Sa constitution, viciée profondément, permet encore cependant de reconnaître qu'il était doué d'un tempérament bilieux franc. Il a eu, dit-il, plusieurs fois la vérole. Il a fait de nombreux traitements mercuriels, et porte, en se présentant à nous, des ulcères qui nous paraissent dus autant aux ravages du spécifique qu'aux manifestations du virus même. Les jambes sont les seuls membres affectés ; le cuir chevelu porte encore des traces d'ulcérations récemment cicatrisées. Les douleurs qu'il éprouve en marchant l'obligent à boiter, et la nuit elles le privent de sommeil. Son facies est celui d'un homme malade depuis longtemps. Il est pâle et amaigri, il a les yeux caves et le teint cuivré.

Je lui prescris deux bains d'eau minérale avec mélange en parties égales des deux eaux à la température de 27 degrés, trois verres de l'eau sulfureuse en boisson et deux étuves de l'Enfer sans douche. Il doit se borner à faire lui-même, avec sa main, quelques lotions de l'eau qui tombe auprès de lui.

Le sixième jour de ce traitement, les douleurs s'exaspèrent comme je l'avais prévu. Je prescris alors la tisane de salsepareille avec 20 centigrammes d'iodure de potassium par litre. L'amélioration survient rapidement, la tolérance pour le traitement hydro-thermal sulfureux s'établit, et je diminue graduellement l'emploi de la tisane et de l'iodure de potassium, pour les remplacer par l'eau de Challes et l'eau sulfureuse de l'établissement. Le vingtième jour, les douleurs nocturnes ont cessé ; les ulcères tendent à cicatrisation, ont bon aspect ; le facies est meilleur, le malade peut faire quelques petites promenades. Après 35 jours que le nommé L. D... a passés à Aix, j'ai la satisfaction de le voir partir avec ses ulcères presque complètement cicatrisés et une santé générale satisfaisante. Je l'engage à revenir l'année suivante. Il revint en effet, mais il était méconnaissable : il avait rajeuni de dix ans, quoique se plaignant encore de douleurs sourdes dans quelques articulations. Les premiers bains de vapeur qu'il prit produisirent encore cette fois un peu d'exaspération ; deux jours de repos suffirent pour rétablir la tolérance. Depuis deux ans il n'a rien éprouvé.

OBSERVATION L^e^

Affection syphilitique méconnue, démasquée par les Eaux.

M. T..., âgé de 42 ans, tempérament lymphatique, souffre depuis six ans de maux qu'il ne peut définir. Il a été tour à tour et successivement tourmenté par des douleurs de tête des plus vives et des plus opiniâtres, par une gêne marquée de la respiration sans toux ni expectoration, par une diarrhée séreuse accompagnée de douleurs dans la région du foie, puis enfin par une constipation désespérante. Il a vainement consulté plusieurs médecins de Lyon et de Paris. Le docteur Lepiquet est le dernier auquel il s'est adressé. L'inefficacité de tous les moyens mis en usage et l'exemple récent d'un malade chez lequel les eaux d'Aix avaient provoqué une manifestation morbide herpétique restée méconnue pendant dix ans, sont les motifs qui le déterminent à adresser ce malade à mon père, pour savoir, dit-il, à quel principe se rattachent tous les maux de M. T... Sa santé est profondément détériorée, car, au nombre des symptômes divers qui se sont succédé en lui, le dérangement des fonctions digestives a été permanent et presque invariable. Une saison à Vichy avait cependant réussi à lui rendre un peu de force et de meilleures digestions pour quelques mois.

D'après les renseignements fournis par le Dr Repiquet, mon père est informé que le malade a eu des chancres infectants il y a dix ans, que jamais aucune autre manifestation n'a eu lieu. Le traitement spécifique a été bien dirigé.

Huit étuves du Centre et la boisson de l'eau sulfureuse à la dose de deux, puis de quatre verres par jour, changèrent les doutes en certitude. M. T..., que les eaux fatiguaient beaucoup, parce qu'il les prenait très activement, méthode indispensable en pareil cas, se plaignit bientôt à mon père de douleurs à la gorge, laquelle, examinée aussitôt, présenta une vive rougeur sur toute la partie antérieure du voile du palais des deux côtés, et un commencement d'ulcération à gauche. Le traitement hydro-thermal fut continué, et après quinze jours les ulcérations étaient manifestes des deux côtés. A la boisson des eaux on joignit celle d'un demi-litre de tisane de salsepareille. Des manifestations se firent à la peau. La partie interne des cuisses et les plis des bras devinrent le siége de plaques rouges qui arrivèrent à s'excorier et former une sorte d'ulcère. L'activité de la médication thermale fut diminuée, et on augmenta la dose de tisane de salsepareille, parfaitement supportée par l'estomac, dont les fonctions reprenaient chaque jour un peu plus d'énergie. M. T.... ne pouvait comprendre qu'il dût se réjouir de *son nouveau mal*, et sans l'amélioration des fonctions gastriques et intestinales qu'il ne pouvait révoquer en doute, mon père aurait eu beaucoup de peine à le retenir après quinze jours. Sa persévérance fut couronnée d'un plein succès. M. Repiquet avait eu la bonté de lui écrire pour l'engager à persévérer et lui confirmer l'exactitude de tout ce que mon père lui disait sur son état. En quarante jours M. T.... avait recouvré une santé qu'il ne connaissait plus depuis longtemps. Il s'est marié, et plus d'une fois il a eu l'occasion de remercier mon père, dont il avait fait son ami, des soins qu'il en avait reçus.

OBSERVATION LIᵉ

Intoxication mercurielle.

Le nommé P. R...., âgé de 22 ans, militaire, tempérament lympathique, a fait abus des préparations mercurielles sous toutes les formes. Il se présente à nous dans un état déplorable, vraiment cachectique. Il est maigre, décoloré, a la peau sèche, rugueuse, le pouls est presque constamment fébrile, il se traîne plutôt qu'il ne marche. Ses gencives témoignent par leur couleur et leur boursouflement, de la salivation considérable dont elles étaient récemment encore le siége. L'haleine est fétide.

Vingt étuves de l'Enfer, des transpirations copieuses et l'eau de Challes à la dose de 30 bouteilles en un mois, n'ont pas laissé de trace du tableau peu riant présenté par ce malade. C'est la guérison la plus rapide et la plus complète de ce genre que j'aie vue.

Mon père cite aussi l'exemple d'un jeune homme qui se guérit sous sa direction, en vingt-cinq jours, de douleurs articulaires occasionnées par l'abus du mercure qu'il avait pris, d'après les conseils d'un empirique, pour se guérir d'une tumeur sans gravité. Il arriva à Aix avec une salivation abondante, l'estomac délabré, et complètement impotent par le fait du gonflement articulaire dont les pieds étaient le siége. A cette époque, l'eau de Challes n'était pas encore connue ; à l'usage de l'eau sulfureuse en boisson on avait joint celui de la tisane de salsepareille. Le jeune malade guérit si complètement que le vingt-cinquième jour de son traitement il put danser plusieurs heures au salon.

CHAPITRE XXVII

Affections traumatiques.

A Aix, comme dans beaucoup d'autres Etablissements thermaux, nous voyons arriver chaque année un grand nombre de malades présentant des affections produites par des lésions externes, par des accidents de tout genre. Nous ajouterons que c'est même dans cet ordre de faits que les guérisons sont les plus promptes et les plus sûres, parce que la médication peut en général être plus active, et que le triomphe des eaux sulfureuses s'obtient surtout dans les affections locales atoniques.

OBSERVATION LIIe

Carie présumée des vertèbres, suite de coups.

M. B... reçut à l'âge de 14 à 15 ans un coup violent sur le trajet de la colonne vertébrale. Les deux dernières vertèbres dorsales portèrent des traces légères de contusion, et présentèrent de la sensibilité au toucher... Peu de jours après l'accident, le jeune B..., qui était alors au collége, put reprendre ses exercices accoutumés; cependant, lorsqu'il faisait des mouvements brusques, il éprouvait de la gêne et une sensation douloureuse à la partie désignée. Doué d'une grande énergie, il supporta son mal sans se plaindre, et continua comme ses camarades les promenades et les jeux gymnastiques. Plus de deux mois se passèrent ainsi, mais la gêne et la douleur des lombes devinrent si fortes que le jeune étourdi se décida à faire ses confidences à son professeur. On le fit bien vite entrer à l'infirmerie, où il passa quelques jours. Ses parents, instruits de son état par le médecin de l'établissement, qui leur dit que la maladie serait longue, l'emmenèrent avec eux. Il reçut les soins des médecins les plus distingués de Lyon, qui le soumirent à un traitement dont le résultat fut une amélioration marquée. Ces messieurs conseillèrent à la famille les eaux d'Aix. Le jeune garçon y fut conduit au mois de juin ; il arriva dans un état de maigreur extrême, avec un teint qui annonçait une maladie grave.

On pouvait constater le gonflement des deux dernières vertèbres ; les apophyses épineuses étaient saillantes et douloureuses à la pression. La marche, difficile et gênée, se faisait en portant la hanche droite de côté. Le jeune malade y plaçait instinctivement la main pour rendre la progression moins fatigante. Ces divers phénomènes laissaient peu de doute, dit mon père, sur une inflammation chronique des ligaments et des cartilages intervertébraux ; le corps même des vertèbres était sans doute aussi malade. L'usage des eaux produisit peu d'effet cette première année ; on s'y attendait. Au retour des eaux, les médecins de Lyon firent placer des moxas le long de la colonne vertébrale, et deux cautères sur la partie malade. Ces moyens énergiques furent suivis de bons effets, et la saison des eaux étant devenue propice, le malade fut dirigé une seconde fois à Aix... Vers le milieu du traitement, il éprouva pendant quelques jours des malaises inaccoutumés, et un matin, à son réveil, il fut pris de coliques subites qui l'obligèrent à aller à la garde-robe en toute hâte. Il fit une selle très abondante, et raconta quelques heures après qu'au moment où les matières s'échappaient de son corps, il lui semblait que tous les organes de l'abdomen s'en échappaient également ; ce qui nous fit juger, observe mon père, qu'il y avait eu carie aux vertèbres, et par suite dépôts purulents.

Malheureusement, il ne fut pas possible de s'en assurer ; mais tout ce qui s'est passé ne laisse pas de doute à cet égard. Depuis ce moment, il y eut une amélioration sensible, qui alla toujours en augmentant et se continua pendant les mois qui précédèrent un troisième voyage. L'usage des bains, des douches et de la boisson sulfureuse fut continué avec persévérance. A cette époque, on ne connaissait pas encore les eaux de Marlioz ; je suis convaincu qu'elles eussent eu les meilleurs résultats, en contribuant au travail de réparation des tissus lésés.

Le jeune B... se développa assez normalement, et jouit longtemps d'une santé assez bonne pour pouvoir vaquer à ses affaires et même entreprendre de fort longs voyages.

Cette guérison surprenante étonna beaucoup les médecins de Lyon, qui, avec raison, avaient jugé la maladie excessivement grave.

OBSERVATION LIIIe

Lésion grave de l'articulation coxo-fémorale.

Madame la comtesse de F..., d'une complexion robuste, âgée de près de 60 ans, fit sur la cuisse droite une chute qui fut si violente et si grave qu'elle fut privée de mouvement pendant plus de huit mois. Cette malheureuse dame souffrait de douleurs excessives au plus petit mouvement du membre malade. Plusieurs médecins de Paris, consultés, jugèrent qu'il y avait eu luxation, d'autres furent d'avis que c'était une fracture du col du fémur. Après dix mois de souffrance, Mme de F... put enfin quitter son lit et marcher avec des béquilles, ne pouvant qu'à grand'peine s'appuyer sur la cuisse malade. Elle arriva à Aix très souffrante et amaigrie. Elle se trouva si bien des douches et des bains qui lui furent administrés, qu'après un mois elle put faire quelques pas sans béquilles. Vingt jours après, c'est-à-dire avec un traitement de six semaines, elle partit marchant seule et très facilement, malgré une légère atrophie du membre malade et une inégalité de longueur qui la faisait boiter un peu.

OBSERVATION LIVe

Suite de blessure par arme blanche.

M. le colonel P..., âgé de 42 ans, d'une constitution sanguine, reçut un coup de sabre sur la partie latérale gauche de la tête. La solution de continuité fut considérable (elle n'avait pas moins de quatre pouces) et s'étendit jusque sur la tempe, occasionnant une hémorrhagie abondante. La cicatrice qui reste est énorme, très sensible, surtout aux changements de température. La sensibilité est telle que parfois elle détermine un état nerveux spasmodique très fatigant. On conseilla les eaux d'Aix pour fortifier le tissu cicatriciel et combattre l'excès de sensibilité qui l'accompagnait. L'usage des bains et des douches produisit l'effet désiré au delà des espérances du malade et des médecins qui l'avaient adressé à mon père.

OBSERVATION LVe

Suite d'une blessure par coup de feu.

M. le général Le D... avait reçu dans le col un coup de feu dont la blessure avait laissé une cicatrice vicieuse ; les mouvements de cet organe étaient gênés, et la tête éprouvait de la difficulté à se mouvoir de côté ; comme il souffrait aussi de douleurs dans les épaules et les extrémités inférieures, suites des fatigues de la guerre, il voulut se débarrasser à la fois de toutes ses misères. Il y réussit en deux saisons. La raideur du cou disparut complètement, ainsi que ses douleurs.

OBSERVATION LVIe

Engorgement des glandes du sein.

Madame D... avait reçu dans la région du sein gauche un coup assez violent qui avait déterminé des accidents sérieux dans toute la glande mammaire de ce côté. Diverses applications n'avaient servi qu'à diminuer l'intensité de la douleur, et il restait un noyau d'engorgement considérable dont la malade s'inquiétait beaucoup. Elle eut la satisfaction d'en obtenir une résolution complète après quarante bains de baignoires, où elle faisait elle-même quelques légères irrigations avec la pomme d'arrosoir. J'avais prescrit en même temps quatre verrées par jour de l'eau sulfureuse. La guérison ne s'est pas démentie.

OBSERVATION LVIIe

Rétraction tendineuse des fléchisseurs des doigts.

Le jeune D..., âgé de 11 ans, en jouant avec de la poudre, avait éprouvé une lésion profonde de la face palmaire gauche. Enfant indiscipliné, on n'avait pu réussir à lui faire porter les appareils nécessaires : une cicatrice vicieuse fut la suite de sa blessure, et il vint à Aix avec une difformité considérable. Les doigts, repliés sur la paume de la main, qui est elle-même légèrement fermée, ne font que des mouvements très restreints. Deux saisons de 35 jours chacune, passées à Aix, sous la direction de mon père, ont rendu à la main malade des mouvements presque aussi faciles que ceux de l'autre.

OBSERVATION LVIIIe

Esquille dans les chairs.

M. P. L... avait reçu, dans les tristes journées d'avril à Lyon, un coup de feu dans la région tibio-tarsienne. Il garda le lit plus de huit mois, et même après ce temps, déjà si long, il ne pouvait appuyer à terre la jambe malade. L'articulation, toujours gonflée, était douloureuse, et la cicatrisation de la plaie était à peine opérée que le moindre mouvement suffisait pour la rompre.

Quand M. P. L... arriva à Aix, les bords de la plaie étaient encore enflammés, rouges et douloureux ; l'articulation très sensible ; il marchait à l'aide de deux béquilles. Mon père, attribuant à la présence de quelque corps étranger, caché dans la profondeur des tissus, la persistance des symptômes inflammatoires, n'hésita pas à soumettre la plaie à l'action d'une douche légère. Ainsi qu'il était facile de le prévoir, les bords de la plaie devinrent béants en peu de jours, et laissaient écouler une suppuration abondante. Un jour, pendant la douche, un petit point noir de la grosseur d'une lentille fut aperçu par le malade au milieu des chairs vives ; avant qu'il ait eu le temps de songer à le saisir, l'eau l'avait entraîné, et on le chercha vainement dans le bassin de la douche. — Fiction ou réalité, M. P. L... déclara le jour même et quelques heures après l'apparition du point noir, qu'il était beaucoup moins souffrant. On cessa l'emploi de la douche, qui fut remplacée par des bains et un traitement local approprié. En 34 jours la guérison était si complète que M. P. L... avait quitté ses béquilles.

Nous pourrions citer un grand nombre d'exemples de l'action salutaire de nos eaux pour favoriser le travail d'exfoliation du tissu osseux et l'expulsion d'esquilles qui étaient les seuls obstacles à la guérison de plaies anciennes. On sait que c'est une des qualités particulières des eaux thermales sulfureuses de produire ce résultat, et qu'il en est même qui jouissent à cet égard d'une réputation spéciale. Ce que nous pouvons affirmer des nôtres, c'est qu'on pourrait faire de gros volumes avec le récit des nombreux malades restés impotents à la suite de blessures, de luxations, de rigidité, de fracture, de cal vicieux, etc., et qui ont laissé à Aix leurs béquilles.

CHAPITRE XXVIII

Névropathie.

On donne généralement ce nom à des maladies dont le caractère distinctif est la prédominance exagérée de l'action nerveuse, sa distribution inégale ou sa perversion plus ou moins absolue. Elles sont idiopathiques ou symptomatiques, simples ou liées à un autre principe morbide qui les détermine ; ce peut être quelquefois une cause traumatique. Elles sont douloureuses, convulsives, spasmodiques. Elles attaquent la sensibilité ou le mouvement, assez souvent l'une et l'autre ; les fonctions intellectuelles mêmes peuvent en être atteintes.

Il semble tout d'abord que les eaux minérales ne peuvent avoir aucune action sur des lésions de ce genre, mais on acquiert bientôt la conviction contraire en se reportant aux causes qui ont pu les produire et dont un grand nombre sont accessibles à l'influence salutaire de nos sources ; souvent c'est la clé de ces guérisons surprenantes, qui arrivent contre toute prévision. Nous avons vu une dame tourmentée par un asthme que tous les médecins consultés avaient déclaré nerveux ; la malade, qui s'en inquiétait beaucoup, avait employé vainement une foule de remèdes. Elle guérit complètement de cette maladie cruelle après un traitement thermal qu'elle fit à Aix, pour combattre des douleurs rhumatismales auxquelles elle était sujette.

Un praticien consciencieux, dont la modestie égala toujours le mérite, et dont la mort fut une perte pour la science, le baron Despine père, a fait pendant sa laborieuse carrière une étude spéciale des maladies nerveuses. Il a publié à ce sujet des observations très intéressantes. Ce médecin, dévoué avant tout à ses malades, mettait tout en œuvre pour les guérir. Il avait l'habitude de joindre, dans le traitement de certaines névroses, l'emploi de l'électricité à celui de l'eau thermale, et il en fit souvent une application des plus heureuses.

Dans quelques circonstances, il n'a pas craint de recourir même au magnétisme. Quelques esprits, moins sérieux qu'ils ne voulaient le paraître, en ont ri : aux sarcasmes l'homme de bien opposa l'indifférence ; le médecin répondit par un miracle..... Tout Aix peut témoigner de la cure merveilleuse de Mlle Estelle L... Pour plus amples renseignements, voir l'histoire qu'en donne Despine père (1).

Si la maladie est idiopathique, si la lésion nerveuse ne peut se rattacher à aucun antécédent morbide spécial déterminé, la médication perturbatrice est alors celle qui est le plus appropriée et qui réussit le mieux, surtout employée concurremment avec l'électricité.

Dans quelques cas aussi, et ils sont assez fréquents, l'affection nerveuse dépend de l'atonie des autres systèmes trop facilement dominés par la mobilité nerveuse ; car toujours la sensibilité augmente à mesure que le principe des forces diminue. Dans ce cas, l'action stimulante et tonique des eaux peut augmenter les forces d'innervation, les répartir d'une façon plus normale, et rétablir ainsi

(1) *Observations de médecine pratique.*

l'harmonie physiologique en ramenant l'équilibre rompu. C'est dans une juste proportion entre les systèmes nerveux et sanguin, que réside la condition qui assure l'absence des maux de nerfs. Si cet équilibre est rompu d'un côté ou d'un autre, en plus ou en moins, il faut chercher à le rétablir. Il importe de remarquer que la plupart des névroses s'accommodent mal des agents médicamenteux; les modificateurs hygiéniques ou dynamiques leur conviennent surtout.

Nous observons quelquefois des affections nerveuses qui paraissent liées aux suites d'un état puerpéral. La médication hydro-thermale sulfureuse réussit habituellement très bien dans ce cas.

Un tempérament lymphatique, une constitution scrofuleuse sont, parmi les conditions individuelles, celles qui doivent le plus décider en faveur de l'emploi des eaux. Souvent, dans ces névropathies symptomatiques de quelque cachexie, il suffit de reconnaître la diathèse, de ramener le sang et les liquides à l'état normal, pour que les troubles nerveux disparaissent ou cèdent comme par enchantement.

OBSERVATION LIXe

Névralgie péricrânienne.

Mlle C. R..., constitution lymphatique, âgée de 25 ans, souffrait beaucoup de douleurs névralgiques sur tout le péricrâne. La douleur s'étendait quelquefois jusqu'à la face, dans la direction du nerf maxillaire gauche, et le sentiment de froid qu'elle éprouvait pendant la durée de ces crises l'obligeait à se couvrir la tête d'un duvet, même pendant les plus grandes chaleurs.

Depuis longtemps la pauvre malade était privée de sommeil, car rien de tout ce qu'elle avait pu faire pour se soulager n'avait réussi.

L'emploi des eaux d'Aix sous forme de grands bains de vapeur, gradués et longtemps prolongés, de douches révulsives très fortes dirigées sur les extrémités inférieures, continué deux années de suite, rétablit complètement Mlle C. R...

OBSERVATION LXe

Névralgie de la face ou de la septième paire.

Mme de R..., âgée de près de 70 ans, éprouve depuis plus de deux ans des douleurs névralgiques à la face qui affectent le type périodique. Elles sont si violentes qu'elle ne peut, dit mon père, ni boire ni manger, quelquefois pendant quarante-huit heures. Il lui est impossible de séparer les mâchoires pendant tout le temps que dure l'accès, et le moindre bruit lui fait un mal affreux. Cette maladie a résisté à toutes les médications mises en usage. Mme R... a vainement consulté tous les médecins les plus célèbres de Paris ; ils n'ont réussi qu'à lui procurer un soulagement momentané. Elle vint à Aix avec beaucoup d'appréhension, dans la crainte que l'usage des eaux n'augmentât encore ses souffrances ; cependant, elle se décida à prendre des bains de jambes et même quelques grands bains. Ne s'en trouvant point fatiguée, Mme R... se soumit à prendre des bains de vapeur à une température modérée. Une amélioration sensible en fut bientôt le résultat ; elle augmenta graduellement, et après une cure de trois mois qu'elle eut la patience de continuer avec des intervalles de quelques jours, sa guérison fût radicale. Ce qui encouragea le plus Mme R... à prolonger son séjour à Aix, c'est qu'elle n'avait éprouvé, depuis son arrivée, aucune crise. Elle avait une telle affection pour la vapeur de nos sources qu'elle la respirait avec une espèce de sensualité; et qu'elle aurait volontiers passé sa journée dans l'Etablissement thermal. Nous pourrions citer par centaines des guérisons de ce genre.

OBSERVATION LXIe

Névrose des centres nerveux.

Mme P...., âgée de 22 ans, constitution sèche, tempérament nerveux très accusé, mal réglée, a éprouvé de violents chagrins domestiques, et souffre depuis deux ans de troubles nerveux très graves. Des accidents hystériformes, des suffocations, des spasmes presque continuels de l'estomac et des viscères abdominaux, des envies de pleurer suivies aussitôt de fou-rire, des envies bizarres, une répulsion invincible pour son enfant : tel est le triste cortége des jours et des nuits de la pauvre malade. Elle a passé quarante jours à Aix sous ma direction, elle a pris 10 bains et 20 douches dans la division des Princes, a reçu 72 aspersions écossaises, et s'en est allée n'éprouvant presque plus aucun ressentiment de tous ses maux.

L'année suivante elle est revenue souffrant de douleurs à la tête, que j'ai attribuées aux aspersions froides qu'elle avait dû supporter tête nue. Dix douches de 12 minutes au Centre et quelques douches révulsives sur les jambes l'en ont débarrassée. Aujourd'hui elle jouit d'une bonne santé.

OBSERVATION LXIIe

Aphonie produite par une émotion vive.

Mlle de S..., à la suite d'une vive frayeur, voit ses règles se supprimer tout à coup et perd presque entièrement la voix. Ceci avait lieu au mois de novembre. Tout l'hiver se passe en remèdes inutiles. M. le Dr Lusterbourg conseille les eaux d'Aix. On y vient au mois de juin 1845. La jeune personne, âgée de 19 ans, est pâle, amaigrie, dort mal, et se plaint de douleurs vagues dans tout le corps. — Je la soumets à l'usage de quelques bains tempérés, de la boisson des eaux et de l'inhalation de la vapeur à Berthollet ; plus tard, je joins l'emploi de la douche générale tempérée, et m'attache, lorsque le moment opportun me paraît venu, à rappeler le flux cataménial par des douches chaudes sur les lombes, sur la partie interne des cuisses et sur les extrémités inférieures. A la première époque des règles, qui se rencontrait le 9 juillet, nous ne pûmes obtenir aucun résultat. J'engageai beaucoup la mère à persister. Elle le fit avec d'autant plus de confiance que déjà la voix était plus claire et plus sonore. On continua l'emploi des moyens indiqués, auxquels je joignis la douche écossaise et la boisson de l'eau ferrugineuse de Saint-Simon. Le 13 août, les règles reparurent, l'état général était beaucoup meilleur, quoique la voix ne fût pas encore revenue à l'état normal.

Huit jours après son départ des eaux, Mlle de S... recouvra la voix complètement à la suite d'une émotion vive qu'elle éprouva en se jetant dans les bras d'un frère qu'elle n'avait pas vu depuis trois ans.

OBSERVATION LXIIIe

Sciatique nerveuse.

M. M..., âgé de 35 ans, tempérament lymphatique, constitution délicate, fut pris au talon gauche, 15 mois avant de venir à Aix, d'une douleur qui s'irradia à la jambe, puis à la cuisse du même côté et revêtit le caractère manifeste d'une sciatique. Les membranes articulaires coxo-fémorales et les glandes inguinales gauches participent à l'état morbide. Une irritation des voies digestives complique l'ensemble pathologique ; il y a parfois un peu de diarrhée suivie de constipation opiniâtre.

Le malade est impatient de guérir et très indiscipliné, il s'irrite de voir son mal s'exaspérer au lieu de diminuer ; j'ai toutes les peines du monde à le retenir 27 jours, pendant lesquels il prend 17 douches, Albertins, Centre, Enfer, et 7 bains. Il boit beaucoup d'eau minérale, sue beaucoup mais souffre toujours. Il part fort mécontent vers la fin de juillet, doutant sans doute autant du mérite du médecin que de celui des eaux. Trois mois après le départ de M. M..., je reçus un souvenir de lui et une lettre bien plus précieuse pour moi, par laquelle il m'apprend qu'il revient de la chasse, et ne ressent plus aucune douleur depuis vingt jours ; il y joint des excuses sur sa mauvaise humeur passée.

Quelque chose de semblable arriva à M. B..., tempérament sanguin nerveux, qui, cloué, à son arrivée, sur un lit de douleur, souffrant de lombago et de sciatique, part après quarante jours avec un léger soulagement et assez mécontent. Huit mois après je le rencontre à Lyon frais et dispos, me faisant mille protestations de reconnaissance, m'assurant qu'il avait l'intention de m'écrire pour m'apprendre sa guérison.

Nous savons par expérience le cas qu'il faut faire souvent de ces promesses... Cependant, cela coûterait si peu aux malades ; et pour nous, connaître le résultat de nos cures est chose si importante ! Heureusement il y a de bonnes et douces exceptions à cette règle.

OBSERVATION LXIVe

Asthme sec.

M. S... souffre depuis quatre ans d'une gêne de la respiration si violente qu'il nous avoue avoir plus d'une fois dû résister à l'affreuse pensée d'attenter à ses jours. D'après le récit de ses maux, il paraît difficile de leur assigner une cause probable. Celle qui paraîtrait la moins dénuée de fondement remonterait à plus d'un an de date avant l'invasion de la maladie. M. S... tomba de la hauteur d'un premier étage et en éprouva une excessive frayeur. Il se releva sans contusion sérieuse, et ne se rappelle pas autre chose que d'avoir remarqué qu'après l'ingestion d'un verre d'eau fraîche qu'on lui donna au moment de l'accident, il eut pendant plusieurs heures beaucoup de peine à parler. Comme antécédents, on sait aussi que sa mère était nerveuse, sujette à des spasmes, et que toute sa vie elle s'est plainte de palpitations. Elle est morte d'une fièvre typhoïde à caractères adynamiques bien caractérisés. Le père jouit encore d'une belle santé.

M. S..., qui est âgé de 37 ans et dont la physionomie altérée par la souffrance laisse croire qu'il l'est beaucoup plus, a déjà fait bien des remèdes sans succès. En dernier lieu, il a suivi sans plus d'avantage la méthode du camphre. Ce qui a le plus contribué à le soulager, ce sont quelquefois les vapeurs nitrées. Il est venu à Aix d'après les conseils d'un ami qui lui a donné l'assurance que, sous la direction de mon père, une personne de sa connaissance a été guérie par les eaux d'Aix d'un mal semblable au sien. Après quelques explications, je fis des recherches qui me permirent de penser qu'il était question de M. C..., sujet de l'observation VIe.

J'avoue que, sans trop pouvoir affirmer que M. S... guérirait, je n'avais pas non plus de motif, après l'exemple de bien d'autres malades, pour ne pas espérer qu'il pût guérir aussi. J'adoptai pour son traitement une méthode complexe, où je mis en jeu l'action sédative des gaz et des bains tempérés, l'action perturbatrice du bain russe d'après diverses méthodes, et l'action révulsive sur toute la partie inférieure du corps. Pendant vingt jours je n'obtins aucun résultat appréciable ; cependant, comme le malade ne désespérait pas encore et qu'il me déclara éprouver un bien-être tout particulier quand il entrait dans les étuves, j'insistai sur l'emploi de ces moyens en les combinant avec ceux qui sont indiqués. En vingt jours nous n'avions obtenu qu'une diminution dans la fréquence des crises. Après un mois elles avaient de plus un peu diminué de violence.

Encouragé par ce léger succès, M. S... voulut continuer. Un bain russe, rendu très froid par une addition de fragments de glace, détermina enfin la crise heureuse. Il fut donné sur les épaules et la poitrine, après une douche chaude très active. La suffocation, comme je l'avais prévu, fut excessive, et il ne fallut pas moins que ma présence pendant l'opération pour rassurer le malade. On le réchauffa aussitôt par des aspersions chaudes, et on l'emporta tout haletant dans son lit. La respiration, très précipitée, était évidemment beaucoup plus longue et plus régulière. J'administrai une potion calmante qui procura un sommeil paisible de deux heures. A son réveil, M. S... déclara qu'il lui semblait que sa poitrine était dégagée d'un étau. Il m'envoya chercher pour me rendre témoin de son bonheur. Il fit encore quelques séances d'étuves, but de l'eau sulfureuse, et se rendit dans le Midi, où je l'engageai à passer l'hiver.

Je l'ai revu deux ans après en parfaite santé et conservant des eaux d'Aix un souvenir ineffaçable.

CONCLUSION

On s'étonnera peut-être de trouver dans les nombreuses observations que nous venons de citer, des faits exclusifs de guérisons, alors qu'il est notoire que la médication hydro-thermale a quelquefois aussi ses revers et ses insuccès. Il n'a pu entrer dans notre pensée de chercher à dissimuler ce que personne n'ignore et ce que tous les médecins des eaux s'empressent de reconnaître.

Ce n'est pas un travail statistique que nous avons entrepris ; notre seul but a été, comme nous l'avons dit dans notre préface, de montrer par des exemples toute la puissance de la médication que nous employons à Aix contre des maladies réputées quelquefois incurables, et d'encourager ainsi à la mettre en usage des malades qui n'ont souvent plus que le désespoir en partage.

Pour donner une dernière sanction à ces preuves de l'expérience, et dissiper tous les doutes sur l'étendue des bienfaits qu'on peut attendre du remède minéro-thermal, nous terminerons en invoquant le témoignage de deux hommes dont l'opinion fait autorité dans la science.

Dans une leçon d'ouverture du cours de clinique, M. Teissier s'exprime ainsi à propos des *diathèses morbides et de leur importance au point de vue clinique:* « Les eaux minérales « constituent la plus puissante des médica- « tions anti-diathésiques. A elles seules elles « guérissent plus de maladies chroniques « que tous les autres moyens réunis. Les « eaux sulfureuses et les eaux chlorurées « iodiques jouissent surtout d'une grande « puissance. Leur efficacité se comprend aisé- « ment, car elles ont des propriétés multi- « ples et précieuses qu'aucun médicament ne « peut avoir, en raison de la richesse des « éléments qu'elles contiennent et des modes « variés sous lesquels on peut les administrer. « Prises à l'intérieur, elles peuvent agir puis- « samment sur la nutrition, sur l'assimila- « tion, qui sont profondément altérées dans « les maladies chroniques et, administrées en « douche ou en bains, elles contribuent sou-

« vent à rétablir les fonctions cutanées dont « la suppression ou le trouble jouent un « aussi grand rôle dans les mêmes affec- « tions, etc. »

On trouve d'autre part, dans un remarquable mémoire lu par M. Durand-Fardel à la Société impériale de Lyon, sur la *pathologie des maladies chroniques au point de vue de la médication thermale*, entre autres considérations, les suivantes :

« Pourquoi tant de maladies chroniques « relèvent-elles effectivement des eaux miné- « rales, tandis que le reste de la thérapeuti- « que, qu'elles soient graves ou légères, se « heurte presque toujours avec impuissance « vis-à-vis d'elles?

« C'est qu'à la médication thermale appar- « tient au plus haut degré le caractère d'une « médication générale, tandis que les agents « thérapeutiques dont nous pouvons disposer « n'ont, en général et de quelque dénomi- « nation qu'on les décore, qu'une influence « locale partielle, circonscrite et par suite « absolument insuffisante; car, à une maladie « générale et tenant l'ensemble de l'orga-

« nisme, il faut opposer une médication géné-
« rale et touchant à tous les points de l'orga-
« nisme, etc. »

Et ailleurs :

« A quoi donc les eaux minérales doivent-
« elles cette prérogative considérable de
« nous fournir les moyens de modifier l'éco-
« nomie tout entière, de manière que l'idée
« de médications substitutives, altérantes ou
« reconstituantes, puisse s'y appliquer par
« excellence? Elles le doivent d'abord à la
« nature et à la complexité de leur propre
« constitution, qui, en même temps qu'elle
« leur permet d'agir sur les phénomènes les
« plus intimes de la nutrition, multiplie en
« même temps leurs moyens d'action, et crée,
« sans doute, dans la manière dont elles s'a-
« dressent à des organes et à des fonctions
« différentes, des combinaisons que nous ne
« pourrions ni analyser ni reproduire. Elles
« le doivent encore aux modes variés d'admi-
« nistration que l'art met à notre disposition,
« et qui, des eaux minérales bien dirigées
« fait à la fois un traitement médicamenteux
« et un traitement hydro-thérapique. Elles

« le doivent enfin aux circonstances du res-
« sort de l'hygiène, déplacement, exercice,
« distractions, qui accompagnent en géné-
« ral les traitements suivis près des sources
« minérales. »

TABLE DES MATIÈRES

	Pages
PRÉFACE	V
CHAPITRE Ier. — Aperçu topographique, climatologique et historique	1
CHAPITRE II. — Précis historique des deux sources thermales, leur analyse	7
CHAPITRE III. — Administration des bains. — Direction médicale, hospice	19
CHAPITRE IV. — Etablissement thermal, sa description	24
CHAPITRE V. — Emploi de la douche, de l'étuve, du bain, de la buvette	36
CHAPITRE VI. — De la douche, du bain, des salles respiratoires au point de vue de leur action physiologique	43
CHAPITRE VII. — Réflexions sur l'importance de la médication hydro-thermale	52
CHAPITRE VIII. — Nomenclature des maladies traitées par les eaux d'Aix en Savoie	58
CHAPITRE IX. — Le remède thermo-minéral	61
CHAPITRE X. — Action dynamique des Eaux	66
CHAPITRE XI. — Action chimico - physiologique des Eaux	74
CHAPITRE XII. — Pourquoi le résultat favorable de la cure n'est pas le plus souvent immédiat	81

Pages

CHAPITRE XIII. — Les eaux minérales sont-elles un remède sérieux?........................ 83
CHAPITRE XIV. — De la durée de la cure 90
CHAPITRE XV. — Des conditions particulières qui doivent régler l'emploi des Eaux............ 95
CHAPITRE XVI. — De la tolérance et de la saturation................................ 99
CHAPITRE XVII. — Contre-indications 101
CHAPITRE XVIII.— Précautions à prendre pendant la cure thermale.......................... 106
CHAPITRE XIX. — Eaux minérales des environs d'Aix........ 122
EAUX DE CHALLES.......................... 123
EAUX DE MARLIOZ....... 126
EAU DE SAINT-SIMON, source alcaline magnésienne 136
EAU DE LA CASCADE DE GRÉSY, source ferrugineuse 137
CHAPITRE XX. — Affections rhumatismales...... 139
Observation Ire. — Rhumatisme articulaire général. — Prédisposition héréditaire........ 144
Observation IIe. — Rhumatisme articulaire général sans antécédents d'hérédité........ .. 146
Observation IIIe. — Rhumatisme articulaire subaigu........ 147
Observation IVe. — Rhumatisme articulaire. — Double hydarthrose des geneux............ 149
Observation V^e^................................ 151
Observation VIe. — Sciatique rhumatismale.... 152
Observation VIIe. — Rhumatisme localisé sur la poitrine.................. 153
Observation VIIIe. — Rhumatisme localisé sur l'abdomen.......................... 155
Observation IXe. — Rhumatisme erratique localisé sur la poitrine et sur le cœur....... 157
Observation X^e^ 162
AFFECTIONS LYMPHATIQUES..................... 164

Pages

Observation XIe. — Tumeur blanche au genou. 167
Observation XIIe. — Engorgement articulaire suite de couches. — Prédisposition lymphatique.. 170
Observation XIIIe. — Fausse ankilose. — Antécédents scrofuleux..... 171
Observation XIVe. — Coxalgie. Suite de chute.— Antécédents lymphatiques................ 173
Observation XVe. — Difformité de l'articulation coxo-fémorale chez une jeune fille de 9 ans. — Disposition héréditaire.......... 175
Observation XVIe. — Déviation de l'épine arrêtée dans son développement.............. 176
Observation XVIIe. — Déviation de l'épine, rechute à l'époque de la puberté 177
Observation XVIIIe. — Coxalgie......... 178
CHAPITRE XXI. — Asthénie de l'innervation générale 180
Observation XIXe. — Chloro-anémie, — tubercule pulmonaire........................ 186
Observation XXe. — Anémie générale.......... 190
Observation XXIe. — Anémie. — Hypocondrie.. 192
CHAPITRE XXII. — Engorgement chronique des viscères abdominaux........ 194
Observation XXIIe. — Engorgement des glandes mésentériques chez un jeune sujet.. 196
Observation XXIIIe. — Engorgement des viscères abdominaux.............................. 197
Observation XXIVe. — Engorgement du foie.... 199
Observation XXVe. — Pleurodynie. — Irritation gastro-intestinale.................. 200
Observation XXVIe. — Engorgement de l'ovaire 202
Observation XXVIIe. — Engorgement du col utérin avec granulation....... .... *id.*
CHAPITRE XXIII. — Maladies de la peau 205
Observation XXVIIIe. — Affection herpétique. .. 211
Observation XXIXe....... 212

Pages

Observation xxxe. — Stérilité entretenue par un vice herpétique.......................... 213
Observation xxxie. — Suite d'une répercussion dartreuse...... 215
Observation xxxiie. — Acné de la face.... ... 216
Observation xxxiiie. — Eczema............... 217
Observation xxxive. — Dartre sécrétante.... . 218
— Psoriasis............. 219
CHAPITRE XXIV. — Maladies catarrhales......... *id.*
Observation xxxve. — Catarrhe bronchique. — Complication scrofuleuse. 224
Observation xxxvie. — Laryngo-bronchique opiniâtre. — Cause herpétique méconnue...... 225
Observation xxxviie. — Catarrhe pulmonaire... 231
— Tuberculisation pulmonaire 232
— Leucorrhée. — Pertes blanches. — Catarrhe utérin. — Catarrhe utéro-vaginal.................................. 234
Observation xxxviiie. — Spermatorrhée .... *id.*
CHAPITRE XXV. — Paralysies..... 237
Observation xxxixe. — Paralysie générale des membres due à un principe rhumatismal.. 250
Observation xle. — Paraplégie due à une répercussion dartreuse 252
Observation xlie. — Paralysie du membre inférieur droit suite d'un accouchement laborieux...... 253
Observation xliie. — Hémiplégie suite de suppression brusque des menstrues par le fait d'une frayeur....... 254
Observation xliiie. — Myélite chronique suite de lombago 255
Observation xlive. — Paralysie suite d'apoplexie............... 256
CHAPITRE XXVI. — Affections syphilitiques 258
Observation xlve. — Ulcères syphilitiques accompagnés de douleurs nocturnes. 264

Pages

Observation XLVIe. — Douleurs nocturnes suite d'une gonorrhée syphilitique............... 265
Observation XLVIIe. — Arthrite syphilitique.... 266
Observation XLVIIIe. — Gonorrhée chronique... 267
Observation XLIXe. — Ulcères syphilitiques et mercuriels 268
Observation Le. — Affection syphilitique méconnue, démasquée par les Eaux... 269
Observation LIe. — Intoxication mercurielle... 272
CHAPITRE XXVII. — Affections traumatiques..... 273
Observation LIIe. — Carie présumée des vertèbres, suite de coups.......... .... *id.*
Observation LIIIe. — Lésion grave de l'articulation coxo-fémorale 276
Observation LIVe — Suite de blessure par arme blanche 277
Observation LVe. — Suite d'une blessure par coup de feu...................... .... *id.*
Observation LVIe. — Engorgement des glandes du sein..... 278
Observation LVIIe. — Rétraction tendineuse des fléchisseurs des doigts 279
Observation LVIIIe. — Esquille dans les chairs *id.*
CHAPITRE XXVIII. — Névropathie......... 281
Observation LIXe. — Névralgie péricrânienne... 285
Observation LXe. — Névralgie de la face ou de la septième paire.............................. *id.*
Observation LXIe. — Névrose des centres nerveux.. 287
Observation LXIIe. — Aphonie produite par une émotion vive.................................. 288
Observation LXIIIe. — Sciatique nerveuse....... 289
Observation LXIVe. — Asthme sec............... 290
CONCLUSION.. 293

www.ingramcontent.com/pod-product-compliance
Lightning Source LLC
LaVergne TN
LVHW020618110826
845149LV00002B/519

* 9 7 8 2 0 1 1 3 2 4 1 9 1 *